CARE
Good Care ,
Good Living

CARE

Good Care ,
Good Living

CARE
Good Care ,
Good Living

CARE
Good Care ,
Good Living

CARE
Good Care,
Good Living

care 18

通了就長壽
吳大真生活養生書

作　　者：吳大真
責任編輯：劉鈴慧
美術設計：何萍萍
法律顧問：全理法律事務所董安丹律師
出 版 者：大塊文化出版股份有限公司
　　　　　台北市10550南京東路四段25號11樓
　　　　　www.locuspublishing.com
讀者服務專線：0800-006689
TEL：(02) 87123898　FAX：(02) 87123897
郵撥帳號：18955675
戶　　名：大塊文化出版股份有限公司
版權所有　翻印必究

總 經 銷：大和書報圖書股份有限公司
地　　址：新北市新莊區五股工業區五工五路2號
　　　　　TEL：(02) 89902588 (代表號)　FAX：(02) 22901658
製　　版：瑞豐實業股份有限公司
初版一刷：2012年5月
定　　價：新台幣280元
ISBN：978-986-213-335-4
Printed in Taiwan

通了就長壽

吳大真生活養生書

作者：吳大真

目錄

序

又是一年冬至日

吳大眞／自序

　　這本《吳大眞養生精華集》成書於 2010 年冬至日。非常湊巧，十年前的冬至日我開始系統地做養生保健方面的講座，倏忽十載，彈指一揮。看似輕鬆的養生講座難度，絕對不低於中醫藥學的學歷教育授課；因為受眾廣泛，教育水平參差不齊，對醫學常識的認識深淺不一的緣故，往往使講座者顧此失彼，或者講來索然無味，聽者茫然若失。

　　所謂「上工治未病」，即為養生保健要有養生理念的推廣，還有對不同人的實際保健操作指導。我記得十年前冬至日的那場養生保健講座上，為了慢慢把聽眾引入對中醫養生的深刻理解中，我就是從「冬至」這個節氣開講的。

　　冬至，從節氣上講，表示寒冬之極。但是，冬字，不是簡單的冬天的意思，它還有萬物終結、果實收藏、規避寒冷的意思。從易經卦象上講冬至與復卦相對應，大家都知道，易經中「復卦」由雷下地上組成，卦象中上面五個陰爻，下面一個陽爻，象徵陽氣初生。

　　拋開其他含義，就養生方面來講，冬至之日正是「一陽初生」之日，是培補元氣、溫陽袪陰的好時機，需要我們注意進補，呵護陽氣。恰巧，今年又是冬至日，我的這本養生精華集付梓刊行，算是對上一個十年的總結吧。我希望這本書帶給讀者一個祝福：

　　「天行健，君子以自強不息。」從希望開始，最終獲得圓滿。古人所謂「小春此去無多日，何處梅花一綻香」，冬天來了，春天還會遠嗎？

　　　　　　　　　　　　　　　　　　2010 年冬至

第一講

習性養生：
改變不良習慣，就能遠離疾病

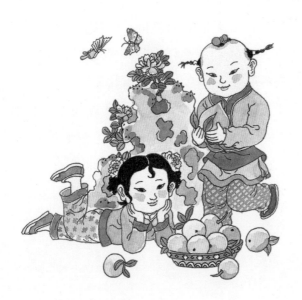

　　自古以來，不少封建君主、公卿貴族，天天品嘗山珍海味、人參、燕窩，縱酒行樂，然而他們中間有幾個能身體健康、享盡天年呢？不少人都是短命早夭！

　　相反，以粗茶淡飯爲主的養生者，正確地進行飲食調養，補益精氣，糾正臟腑陰陽之偏，卻達到了強壯身體、延年益壽的目的。

　　原因是什麼呢？就是習慣，現在很多人一提到養生，就想到花錢補這補那的，其實這是沒有什麼效果的，而最不花錢、最有效的生活習慣，他們卻置之不理。

　　事實上，一個人如果順應自然，遵循自然變化的規律，起居有常，勞逸結合。使生命過程的節奏隨著時間、空間和四時氣候的改變而調整，即可達到延年益壽的目的。

穿衣戴帽的養生

露的不是性感，是疾病

中國有這樣一句俗語：「佛靠金裝，人靠衣裝」，說的就是衣著穿戴的作用和重要性。

信佛的人要把自己信仰的菩薩鍍金，讓他的佛光得以普照芸芸眾生。而人靠衣裝就更好理解了：路上看見衣著邋遢，頭髮凌亂的人，給你的印象肯定不好，說不定你還會認為他是小偷、流氓。而假如你見了位衣著光鮮的朋友，你的心情肯定又大不一樣了！因此即便是大家公認的美人，也需要靠衣服來做一番修飾。

如三國時期的美女貂蟬，雖然讓無數的英豪拜倒在她的石榴裙下，但其實她也有美中不足的地方，兩肩一高一

低，不對稱，所以，她常以穿披肩、戴斗笠的方法，避免被人識破。傾城傾國的王昭君，也以常帶長耳環掩飾其耳朵較小的缺陷。所以說到穿衣，人們首先想到的是它的裝飾作用，實際上，衣服的保健功能也不容忽視。《說岳全傳》裡岳飛的師父周侗，就因為打馬飛奔而出了一身的熱汗，於是把衣服脫了當扇子而一病不起的。

實際上，現在的許多疾病都與穿衣不當有關。比如我們常見的腹瀉、感冒，還有女性常見的痛經等疾病，很多都是由穿衣不當引起的。比如說前幾年流行的露臍裝，就是腹瀉、腹痛、月經不調、痛經的兇手之一，為什麼，僅僅因為露肚臍的緣故嗎？實際上不僅僅是肚臍不能露，在中醫裡面，整個腹部也都不能露。

因為「腹乃五臟六腑之宮城」。

什麼是宮城，說到宮城，只要經常看歷史劇的朋友都知道，古代的城市都要修城牆，這個城牆就是宮城。既然是宮城，所肩負的責任就是保護城市內所有居民的健康，這個宮城內都有什麼居民呢？

心腹之患

首先是小腸，人們常用「心腹之患」來形容問題的嚴

重性，卻不明白爲什麼古人要將心與腹聯繫起來？實際上，「心」爲臟，對應手少陰心經，屬裡；「腹」就是指小腸，爲腑，對應手太陽小腸經，屬表。「心腹之患」就是說，互爲表裡的小腸經與心經，它們是一個整體，誰出了問題都很嚴重，不可小視。所以宮城受到了外邪的衝擊，首先是小腸會受到影響，進而影響到我們的心。

實際上，肝、脾、腎、大腸、小腸、膀胱，乃至胞宮等都在我們的腹腔裡面，如果受到外邪的襲擊，便會通過表裡關係相互影響，從而導致我們百病叢生。所以古代的女性一定會穿肚兜以避寒；而古代的孩子，可以不穿褲子，但同樣要穿肚兜；就可知腹部的保暖很重要，特別是肚臍的保暖，尤爲關鍵。

如果說腹部相當於是城市的宮城的話，那肚臍就相當於是城門，要想攻下這個城，就必須首先破掉這個門，所以這個地方本來就應該藏起來的。但如今我們因爲穿衣習慣的改變而把它露出來，於是肚子從此就冰冷了，這本來是該一直溫暖的地方，卻徹底涼下來，使下一代出生和孕育的地方提早被北極化了。因此，最常見的腹瀉、腹痛、月經不調、痛經，甚至是不孕出現的機率都高了。

　　我們再來看現在流行的低腰褲，同樣是危害健康的兇手之一。說起低腰褲，喜歡周星馳的朋友，也許對他的電影《功夫》裡，包租婆罵人的那場應該還有些印象，在那場戲中，被罵的小夥子就穿著一條低腰褲，大半個臀部露在外面。當然，那不過是喜劇電影中的情景，但是現在，穿低腰褲卻成了一股風潮，很多年輕女孩都愛穿，但我建議女孩子們，低腰褲少穿為妙。

　　為什麼呢？腰為腎之府，就是說，腰是腎臟的家，家是什麼？家是遮風避雨的地方，您見過哪戶人家在天寒地凍的時候不關門閉戶的？而很多女孩子在天寒地凍的時候仍然讓腎臟門戶洞開，其結果是讓邪氣直入腎臟，影響腎臟的正常功能。

　　腎在人體的功能是什麼？主骨、主水、主生育。腎臟受到了傷害，這些功能自然會受到影響，所以痛經、卵巢早衰、子宮肌瘤、子宮內膜異位症等也都跟著來了。由此不難看出，穿衣是非常有講究的。那麼對於穿衣，中醫上有些什麼樣的要求呢？

穿衣需要「厚此薄彼」

中醫對穿衣的第一個要求是「厚此薄彼」！

什麼是厚此薄彼呢？根據身體各個部位的耐熱耐寒程度的不同，選擇不同的穿衣方式，老百姓有句俏皮話：「燙不死的屁股、凍不死的臉。」說的是人體不同部位對冷熱感受、耐受都不一樣，需要不同對待。

比如我們的頭部，就非常耐寒，除了冬天或者是患有某些疾病的患者，基本上不需要任何保暖措施。在中醫看來，頭部是「諸陽之會」；在人體的十二經絡中，有六條是陽經、六條是陰經，而頭部是所有陽經聚會之處。所以頭部是一個陽氣非常充足的器官，在南方很多地區，光著腦袋過冬的大有人在，甚至在北方很多地區也很常見。

這樣一個陽氣充足的地方，自然是非常怕熱的，大家看「煩」這個字，《說文》解釋：煩，熱頭痛也。而《說文》在解釋「頁」這個字的時候說：「頁，頭也」。所以頁與火在一起，表示頭有了火，就發熱頭痛而心煩意亂。由此可見，穿衣之道，應該堅持寒頭的原則。

除了在穿衣上保持「寒頭」之外，為了保持頭部的寒

涼，防止「頭腦發熱」，還可在工作緊張忙碌之餘，用冷水洗一洗臉，這樣做既可以潤膚明目，又可醒腦提神，還可驅寒，更可預防感冒。

- 打上一盆冷水，先吸足一口氣，將整個臉浸泡水中。
- 能堅持多久就堅持多久，可以反覆進行幾次。
- 將雙手浸泡入冷水中數分鐘，用毛巾沾水清洗臉部。

與頭相比，頸部就需要注意防寒保暖了，尤其需要注意防止風邪的入侵，中國有句俗話，叫做「神仙也怕腦後風」。因爲後腦及頸部有風池穴、風府穴等重要穴位，實際上幾乎所有的風穴都在上半身，其中以頭頸部結合處最多。

因爲頭居上部，而風性輕揚，最容易侵襲人體上部。所以在穿衣上，冬天出門的時候，一定要記得圍條圍巾。用圍巾圍住脖子，可以同時護住風府、風池和風門三個穴位，這就相當於給身體築起了一道屏障，把風寒擋在體外了。

不光是多天，夏天也要注意，晚上睡覺，頭頸部位一

定不要朝著風口，因為風是無孔不入的。傳說活了八百多歲的彭祖，他發現附近有一個人老是說：「哎呀，我頭痛，頭痛。」找好多人看過都沒有用。後來彭祖經過觀察，發現他們家的床頭朝著窗戶，就問他：「睡覺的時候是不是不關窗戶？」

那人就說：「對啊，這有什麼問題嗎？」

彭祖告訴他：「晚上睡覺的時候，把窗戶關上，或者把睡覺的方向改變一下。」

那個人照著做，之後就好多了。

百病從寒起，寒從腳下生

重點來說一下最容易受寒的下肢。有句俗話叫「百病從寒起，寒從腳下生。」寒之所以由下而起，按照中醫的說法，是因為「陰脈者集於足下而聚於足心」。陰脈，即指足三陰經，肝經、脾經與腎經。就是說，這三條陰性的經絡不但起始於足下，而且還在人的腳底彙聚。

通過經絡的傳導作用，不但容易出現「寒從腳下生」的現象，而且還會出現「腳冷冷全身」的現象。從現代醫學的角度來看，腳離心臟比較遠，身體能量和養分不能及時輸送，且雙足末梢血液循環相對較差，因此保暖功能

差，容易出現足寒的情況。

特別是體質虛寒的人，下肢無一例外都是冰涼的，像兩根冰棒似的。因此足部的保暖非常重要，暖足方法是用熱水泡腳：

- 準備半盆熱水，旁邊再準備一個熱水瓶。
- 雙足入盆浸泡，水溫宜高一些，但必須讓人可以耐受，以不燙傷爲原則。
- 每次泡腳最好在 20 分鐘以上，水溫低了就倒入一些高溫的水，使水溫基本保持在一定的溫度。
- 堅持用熱水泡腳可以驅散寒氣，溫暖全身，促進周身血液循環，及時消除疲勞。

穿衣當「入鄉隨俗」

人們常說「一方水土養育一方人」，這背後隱藏著許多人文地理學的原因在裡面。

比如在陝北地區，男人用一條羊肚子毛巾包頭，打結在前額頭，這是因爲陝北地表缺乏植被，冬春風速很大，人們用羊肚子毛巾包頭，是爲了防止塵土弄髒了頭髮並且禦寒。

而在四季如春的雲南大理，按理說人們不用戴帽子或頭巾禦寒，但因風大，男子多用白布包頭，而女子的頭圍則護住了最易受冷的額頭，也是適應了這裡的環境特徵。

在不同的地區，應該遵循不同的穿衣規律。宋代文人溫革，編寫了《分門瑣碎錄》，記載有北方和南方穿衣完全相反的觀點：「若要安樂，頻脫頻著，南方語也。若要安樂，不脫不著，北方語也。」頻，就是頻繁。著衣，就是穿衣。這句話翻譯過來就是，南方民諺說：「要想安樂，就要注意脫衣、穿衣都得勤快。」北方民諺恰好相反：「想要安樂，就不要老是忙著脫衣、穿衣。」到底哪家對呢？都對。

南方多雨，雨前雨後溫差很大。人人都知道雲南昆明是「四季無寒暑」，但很少有人知道這句諺語還有下半句：「一雨便成秋」。在這樣的情況下，「頻脫頻著」，不失爲保健良策。而北方天冷的時候多，熱的時間短，氣候變化也不像南方那麼大。稍熱一點，也不會熱得受不了；稍冷一點，也能抗得住。青海、西藏等地的少數民族同胞，幾乎終年穿著大皮袍，天熱的時候就脫下一隻袖子，散散體溫；天涼了又穿進去，既省事又平安，便是「不脫不著」

的典型。

　　隨著社會的進步和生活條件的改善，很多家庭都裝上了暖氣和空調，因此也不宜全遵守「不脫不著」的古訓。而應根據實際情況穿脫衣物，比如到裝有空調或暖氣的人家串門子，進屋就要將羽絨服、棉衣棉帽等脫掉，出門再穿上，過冷過熱，身體均無所適從。

　　只要溫度變化速度快、差距大，就該頻脫頻穿。這也正如古人總結的一樣：「冬時錦衣氈褥之類，急寒急著，急換急脫。」要按寒、暖來臨的快慢來決定更衣的快慢，有句諺語說：「急脫急著，勝於服藥。」可見很快地根據溫度，來決定衣服穿脫是有好處的。

　　對於氣候變化無常或者早晚溫差甚大的地區，也應該是以「頻脫頻著」的原則來指導穿衣，如新疆地區，晝夜溫差非常大，是「早穿棉襖午穿紗，圍著火爐吃西瓜」的地區，也得按南方民諺辦事。

　　有些特殊情況下不注意衣著，很容易生病。古書記載：「醉酒汗出，脫衣靴襪，當風乘涼，成腳氣。」因為喝酒使人毛孔開泄，陽氣發越，如果脫衣貪涼，寒邪、風邪便會乘虛而入，就會變生百病。不光醉酒，凡是在出汗

之時，都要防止中寒受風。在這時候擦乾汗水，稍事休息，根據所處環境及時增減衣物，才可確保身體的健康。

　　人的體質是各不相同的，因此耐熱和耐寒也略不同。《食經》中倒是提出過這樣一條標準：「食飲衣服，亦欲適寒溫，寒無淒愴，暑無出汗。」就是說，衣服的多少要以寒溫得當為標準：淒愴是形容受凍，所以冷天以不能受凍為準，夏天以不要捂汗為標準，這便是正確的穿衣之道。

飲食有節怎麼節

健康潛藏於飲食節制

孔子是人所共知的思想家和教育家。研究孔子的人，大都從哲學、政治、倫理、教育等方面研究他的學說及其對後世的影響。實際上，除了教育家、思想家這些名號外，孔子還是一位養生保健專家。想想，在戰亂的年代，他依然能得享七十餘歲高齡，因此，我們有必要研究一下孔子的養生方法，特別是《論語·鄉黨》篇中的十四個「不食」，可說是孔子飲食觀的精華所在。值得我們借鑑與學習。

《鄉黨》篇裡面與健康有關的飲食觀念，孔子是這麼說的：「色惡，不食。臭惡，不食。失飪，不食。不時，

不食。割不正，不食。不得其醬，不食。」用我們現在的話來說，就是食物的顏色變得難看了，不能吃它；氣味變得難聞了，不去吃它；烹調的熟化程度不夠，也不吃它；沒有到吃飯的時間，不隨便用餐；食物切割得太凌亂，影響咀嚼和消化，這種食物吃了也無多大用處，還不如不吃好；沒有一定的醬醋等調料，也不吃它。

孔子還認為：「肉雖多，不使勝食氣。唯酒無量，不及亂。」也就是說，桌上的肉雖然豐盛，但吃的肉不要超過正常的食量。飲酒雖然每人酒量有差異，但以不醉為好。孔子還提倡用薑做調味品。在他的菜肴中，不能沒有薑。這一點，從「不撤薑食，不多食」這句話中可以得知。如果要把孔子的飲食觀點歸一個類的話，大致可分為飲食有節和飲食衛生。

我們先來看飲食有節，在孔子看來，哪些東西需要節制呢？首先，薑需要節制。「不撤薑食，不多食」意思是，一年四季的飲食都離不開薑，但每次食量要少。不僅足以反映孔子日常飲食生活中重　食薑的實際，也體現了孔子的飲食有節的思想。

孔子雖然喜歡吃薑，但又要強調不多食，在中醫看

來：薑，辛辣，多食，生內熱之疾，所以不能多食。李時珍《本草綱目》上就稱：生薑辛溫，凡陰虛內熱、熱病、瘡瘍、痔疾者忌之。實際上即使無內熱的人，若過量久食，也會蘊熱生變，難怪孔子如此謹愼食薑。

薑不僅要少吃，而且還應該順應一日之中人身氣血運動的生理規律變化來吃。有句「上床蘿蔔下床薑，不勞醫生開藥方」，這句民諺充分說明了這一點。對於爲什麼要在早上吃薑的原因，在講酒時我們會談到，在此不再展開論述。在此要給大家傳遞這樣一個觀點，對於喜歡吃的東西，應該有一個理智的態度。在日常生活中，常常見到一些人迷戀某種具有養生作用的食物。到頭來，不是以此養生，而是以此害身，實在可惜。因此有此愛好者，不妨學學孔子的食薑之法，雖食之，卻不多食。

除了薑以外，有鑒於酒的兩重性，孔子非常客觀地提出了發揚酒「利」的一面，克服酒「弊」的一面。孔子提出「唯酒無量，不及亂」的觀點，就是說酒可以多喝，但要做到「不及亂」，飲酒的人飲酒之後要神志清晰，身體穩健才行。孔子對飲食衛生的見解，主要體現在八不食上：

八不食

- 食物品質方面：

  糧食陳舊而黴爛變味了，魚和肉不新鮮了，不新鮮的蔬菜，不能吃。

- 色味方面：

  食物顏色變樣了，變味了，不能吃。

- 製作方面的：

  烹調不當的食物，佐料放得不妥的飯菜，從市場上買回來的酒和熟肉，不能吃。

這「八不吃」對飲食衛生的要求很全面，對當代人應該也是一種啓發。當然現在的飲食衛生，已經不是這八不食所能囊括的了。現在我們吃很多東西，據專家考證或多或少都有了毒素，而且毒素涉及的範圍，已經讓我們防不勝防。

常常有位高級專家才剛說完：「這個食物很營養！」我們正滿懷欣喜，話音未落，另一位權威人士馬上站起來說：「這東西有毒素！」又令我們惶恐不安，而且他們都拿出了非常專業的統計資料。從肉類、蛋類、奶類到五穀果蔬，幾乎每一個都標上了毒素的標籤，昨天還是健康食

品，今天卻變成了致病元兇。有化肥毒、有添加劑、有改造基因、還有工業污染等，因此，對於現在的飲食衛生，除了做到孔子提倡的八不食之外，還應該做到的一點，就是注意購買正規商家生產的正規食品，來保證我們的健康。

食不言，寢不語，收斂心神

古人吃飯的時候，要先祭奠一下，或者是祭奠過去最初發明飲食的人，或者是祭奠先祖。這是一個簡單的儀式，一般就是把食物擺好，恭敬地靜默一會兒就可以了。這個禮儀現在有些地方在過年的時候還有，再就是佛家用餐前也有一個供養的儀式，與此很相似。

孔子吃飯前，哪怕這頓只有一些簡單的瓜菜羹，也要祭奠一下，跟齋戒的時候一樣，嚴肅認眞。這不是爲祭奠而祭奠，而是爲了收攝心神，讓自己安下心來，舒舒服服、平平靜靜地用飯。心神收攝下來以後，就要保持安靜，不要說話了，因爲說話不但要耗費神氣，還會使人心不得收攝。這就是「食不言」。

食不言，以前有人解釋說，因爲吃飯的時候如果說

話，會嗆著，或把飲食噴出來，不雅，這固然有一定的道理，但我更傾向於認為食不言是為了收攝心神。現在很多人，飯前從不讓心安靜一點，來了就吃，邊吃邊聊，海闊天空。這時候胃在吃飯，心卻不在吃飯，仍在各種各樣的事理和思慮上馳騁，不得停息，這是對脾胃極為不利的。

在中醫五行理論看來，火能生土，心屬火，脾胃屬土，必須心神安寧，脾胃才能很好地健運，否則，心神飛越，脾胃負重，母子不和，久而久之，必生脾胃病。很多人都知道，吃飯的時候看書、看報紙，影響消化。其實，看電視又何嘗不是？都是心神沒有收攝。

做到食不言，對於每個人來說都比較難，尤其是一些應酬場合或是與好友把酒言歡，哪能不說話呢？我們只能在有條件的時候儘量做到這一點吧。人生天地之間，哪能時時處處合乎養生原則？外界提供給我們的條件總是有限的，我們能有多少條件就用多少條件，能做到多少是多少，就可以了。為了收斂心神，孔子還有一條，就是「寢不語」，即睡覺的時候不說話。

我們的心神，難免要應對生活中的各種事務、各種煩惱，古人今人皆是如此。現在很多人上個班，處理了一點

生意上的事情，回到家就嚷嚷有多累，壓力有多大，羨慕古人如何如何。其實，古今一理，孔子當年每天的事務，不見得比你少；春秋時期的士人，既要苟全性命於亂世，又想聞達於諸侯，其心理壓力和生存壓力必然比我們還大！只不過，他們懂得如何調整，而我們不懂得如何調整而已。

怎麼調整呢？利用吃飯和睡覺的時候調整。不管外面有多少事情、多少麻煩，一旦到了吃飯和睡覺的時候，馬上不去想，把心思收回來，集中到吃飯和睡覺上。尤其是在睡覺的時候，陽入於陰，這時候既是在養陽，又是在養陰。心神屬陽，睡覺的時候必須讓它安靜下來。心神安靜下來了，不再往外飛越了，人也更加容易睡著。

只要在吃飯、睡覺的時候能收攝內心，那麼，就能吃得香，睡得也香。吃好了睡好了，再去應對那些複雜的工作，理會那些麻煩的事情。心態有收有放，生活一張一弛，在這種節奏中，身心必然舒暢。

少食是一帖良方

三國時蜀丞相諸葛亮，六出祁山，寸土未得，卻身死

五丈原，死的時候僅僅有五十掛零而已，堪稱英年早逝。杜甫曾寫詩感歎：出師未捷身先死，長使英雄淚滿襟。造成這種悲劇的原因是什麼呢？這與諸葛亮過於操勞和飲食不規律有極大的關係。

根據《三國演義》裡面的說法，他的老對手司馬懿曾向蜀使打聽諸葛亮的飲食和公務情況，蜀使告訴他：「諸葛公早起晚睡，大小事都要親自處理，吃飯很少。」司馬懿不無感慨地說道：「孔明食少事繁，豈能久乎？」不久，諸葛亮果然因勞累過度撒手而去，空留下滿腹未盡心願，引後人多少慨歎。

由此可見，良好的飲食習慣是保證健康的重要前提。雖然說民以食為天；人是鐵，飯是鋼，一頓不吃餓得慌。但不管三七二十一的胡吃海塞、暴飲暴食、或盲目地節食減肥總會事與願違的。有句老話叫「水能載舟，亦能覆舟」。飲食既能把病吃回去，同樣也可以把病吃出來。

食宜早些、暖些、少些、淡些、緩些、軟些

《養生錄》中談到飲食習慣時，談到了六個宜字：「食宜早些、食宜暖些、食宜少些、食宜淡些、食宜緩些、食宜軟些」，這是非常科學的飲食方法，也是人們歷來所推

崇的傳統飲食原則。

　　少食，是很多高壽者養生的秘訣之一，如俄國作家托爾斯泰曾說：「任何飲食過度的現象都是不應該的、有害的、尤其是狂食暴飲，更是一種罪愆。」他在《札記》中寫：「彼得堡有位化學家齊寧，斷言我們這個階層的人，99％飲食過度，我認爲這是一偉大的眞理。」可見，托翁的高壽是以其科學的飲食觀爲依託的。

　　那些英年早逝的，或者長期飽受病痛折磨的人，觀察他們的飲食習慣時不難發現，在他們當中，迷戀那種大碗吃飯、大塊吃肉、暴飲暴食生活方式的人非常多。《丹溪心法》裡記載有這麼一個故事：

　　朱丹溪族叔平時身體很好，有一次得了疾病，朱丹溪要他節飲食以養胃氣。他卻說：「誰都知道沒有飽死的，我胃口很好，有什麼可擔心的？」於是仍然大吃大喝，一月之後，病情加重，又拖了一月就過世了。

　　英國施羅普郡有位壽星名叫托馬斯・伯爾，活到152歲時，身體仍然非常健康。英王查理一世想召見這位壽星，於是派人把他從家鄉請到皇宮來，讓他盡情地吃喝玩樂，這種享受的生活雖然過得很舒適，但這位老壽星竟然

不到一星期就過世了。

　　另一個相反的例子，也是朱丹溪的病人，這個姓周的病人平素身體也很好。得了痢疾之後，最初也是大嚼大吃。朱丹溪告誡他：「病了要好好調養，怎能不注意節制飲食？」並且囑咐他：「只能吃蘿蔔粥。」病人照辦，果然調理半個月，就完全復原了。

　　上述三個例子，足以說明「飽食是傷人的利器」。飽食首當其衝危害的就是胃。中醫講胃是受納和腐熟水穀的器官。但胃並非是無邊無際的大海，而是一個肉質小袋，容量是很有限的。腐熟水穀也需要一定時間，好比煮飯一樣，就是高壓鍋，至少也要一刻鐘以上。

　　當飲食適量的時候，胃的蠕動正常，能及時消化。如果飲食過量，很多食物囤積在胃裡，不能及時消化就會和胃壁發生粘連，或者食物之間黏在一起，停滯在胃中，而胃經過了一段時間的超負荷工作，更沒有力量來運化這些粘連在一起的食物了，於是成「食積」。

　　食積在胃裡，必然影響了胃的正常工作；而且，這些食積就像一堆垃圾，堆久了就會變質，腐爛生熱，於是出現各種症狀，比如胃痛、胃脹、噁心、嘔吐、厭食等。因

此過食無論對什麼人，都是有百害而無一利的。明代《東穀贅言》說：「多食之人有五患，一者大便數，二者小便數，三者擾睡眠，四者身重不堪修養，五者多患食不消化。」可謂經驗之談。

每餐少一口，活到九十九

正因為過食有這麼多的傷害，古今中外的健身格言，幾乎都有節制飲食這一條：

《黃帝內經》指出：「飲食有節」是人活百歲的要訣之一。宋人婁居中說：「不多食、食無求飽。」大文豪蘇東坡強調「已饑方食，未飽先止。」民間諺語：「每餐少一口，活到九十九。」古代養生《三叟長壽歌》也把「量腹節所受」列為長壽的要訣。這裡所說的節制飲食，不是叫人餓著，甚至造成營養不足。而是進食要緩，減食固然有好處，但要保證營養的全面攝取，需要我們細嚼慢嚥，這就是緩食。

緩食的好處，通過細嚼慢嚥，使食物充分磨碎，使唾液充分與食物混合，減輕胃的負擔，利於充分消化吸收。緩食還有一點好處，當我們細嚼慢嚥的時候，會發現我們食量變小了。緩食的時候，我們給胃以充分的時間，來計

算食物供應量是否充足？如果覺得已經夠了，會及時拒絕接納食物，這時候，我們就感覺已經吃飽了，不想再吃了。

　　暴飲暴食的時候則不然，胃對食物應接不暇，來不及計算什麼，非得等填滿了才覺得飽，才知道拒絕，此時我們早已吃過量了。過量的食物不太多，後果還不算嚴重，也就是浪費一點食物，再就給消化系統增加了一些負擔，絕大多數人每頓飯都是處於這種狀態。如果過量的食物太多，那就會使脾胃負擔過重，從而造成消化系統功能紊亂，要麼拉肚子，要麼造成積食。

　　脾胃負擔過重，久而久之功能衰弱了。脾胃是人的後天之本，後天之本壞了，各種疾病都極易發生。義大利高僧羅根納特，在第二次世界大戰期間被關進集中營。集中營裡的生活是艱苦的，很多人都感覺食物不足，只有他覺得很豐富，不但自己能吃飽，還能分出一部分飯菜給同伴。而他的健康狀態也令人羨慕。有人問他秘訣，他說：「我只不過是食不過量，緩食細嚼罷了。」

生冷不嘗，身體必強

大家都知道，清明節是我國的二十四節氣之一，是一個祭奠先人、緬懷逝者的節日。

在清明節之前一兩天，還有一個節日，那就是寒食節。在寒食節這天，不能生火，大家只能吃冷飯喝涼水。寒食節的由來，通常被認爲是晉文公重耳，爲了紀念被自己放火燒死的介子推而設定的節日，用以表示自己的追悔之情。

但是寒食節這個節日，現今卻總被遺忘！因爲從中醫的角度來說，吃生冷寒涼的食物，非常不利於身體健康。特別是有損於胃和肺的健康。因爲胃的作用是「受納腐熟水穀」，意思是說，胃除了要接受食物外，還要把食物磨碎並進行初步消化；要把食物腐熟，沒有足夠的溫度是不行的。

生冷食物進入胃後，爲了避免寒涼的傷害，人體開始採取反制措施，只能靠胃發出熱去攻胃裡的這個寒。把食物溫到36.5℃，跟人體一樣的溫度。日積月累，胃的陽氣會不斷地受到消耗，胃自然會受不了；大家都懂得熱脹

冷縮的原理，驟然吃了冷東西後，必然會引起胃猛然收縮，長年下來，就好比彈簧的彈性被過度損耗一樣，胃也會逐漸老化，胃一老化、變寒，胃潰瘍、胃脘痛等便會接踵而至。

吃飯時喝冷飲，對胃傷害大

有些人特別喜歡在吃飯時喝冷飲，對胃的傷害更大，因為喝了冷飲之後，胃沒感覺了。就像我們運動損傷的時候拿冰敷，一麻木就沒感覺一樣。在這種情況下，任你吃多少東西，都不會覺得飽，暴飲暴食，胃部的負擔能不重嗎？

寒涼食物不僅會使人們患上胃病，也會造成脾胃功能的紊亂，影響消化吸收，以致生成急性腸炎、急性痢疾，出現腹痛、胃痛、噁心，甚至發熱等疾病。所以 20 世紀 60 年代出生的人，都能記住這樣一句話：「冰棍兒敗火，拉稀別找我。」

生冷食物除了會損害到胃之外，還會損害到肺部的健康，早在《黃帝內經》中便有「形寒飲冷則傷肺」的記載，冷食為什麼會損害到肺部的健康？因為肺脈起於胃的中脘部，寒涼的飲食進入胃部之後，會沿肺脈上注於肺，從而

損害肺部的健康。

中醫認為「血得熱則行，遇寒則凝」。冷飲刺激血管收縮，血流減緩，血運無力，易引發心絞痛。所以中醫歷來就主張暖食。說起中國人暖食的歷史相當的悠久了，早在《黃帝內經》中便有「肺以惡寒，故刺出血已，須溫衣暖食也」的記載。另外一個與暖食相關的記載，則與傳說中的長壽老人彭祖有關。

傳說在人類發明陶罐之後，彭祖便想到用水來煮食物。當時堯帝患病，彭祖把野雞和米放在陶罐裡煮湯給堯帝喝，竟然治好了堯帝的頑症。堯帝非常高興，把彭城，也就是今天四川省的彭山縣，封給了彭祖，開創了中國食養的先河。

暖食的溫度

許多朋友在給小寶寶餵飯時，都會吹至微溫後再餵，這個溫度對成人來說同樣是最合適的。用嘴唇感覺有一點點溫，也不燙口，就是最適宜的。同樣人們在飲水時也應該講究溫度。日常最好飲用溫水，水溫在 18-45℃。即使在冬天，喝的水也不宜超過 50℃。如果實在怕冷，可以多吃些薑、胡椒、肉桂、辣椒等有「產熱」作用的食物，

既不會損傷食管，還有額外的保健功效。

　　中醫對於食物的寒涼，並不僅僅是溫度的要求，涼性食物和寒性食物也應當少吃。所謂寒性食物，就是吃到胃裡面去，消耗熱量較多的食物，因爲食物進入胃以後經過一系列的生化反應被消化吸收，消耗的熱量是不一樣的，消耗的陽氣多，它帶來的就是寒，消耗的陽氣少，可能就是熱；涼性食物與之相類似。

　　《紅樓夢》裡也有很多關於食物性質的記載。在「林瀟湘魁奪菊花詩，薛蘅蕪諷和螃蟹詠」章回中，大觀園裡擺下了螃蟹宴，年輕的公子小姐爭相搶食。這時，深知食物性質的賈母說：「那東西雖好吃，不是什麼好的，吃多了肚子疼。」果然，林黛玉才吃了一點點螃蟹，就覺得心口微微的疼，須得熱熱地喝口燒酒。爲什麼吃螃蟹引起的心口（胃部）疼要吃熱酒去解救呢？是因爲螃蟹屬於寒性，脾胃素來不好的人很容易受到傷害而引起胃疼、腹瀉等病症。因此，吃螃蟹時經常用到薑、酒、醋，就是用這幾種東西的熱性，來對抗螃蟹的寒性。薛寶釵的螃蟹詩中「酒未敵腥還用菊，性防積冷定須薑」講的就是這個道理。

早食宜早，晚食不宜遲

中國古代的醫學文獻以及民間諺語中，有許多是涉及進食時間的。大家熟悉的民諺：「早上要吃好，中午要吃飽，晚上要吃少」，「晚飯少一口，活到九十九」之類，就是對不同時間進食的質、量有不同的要求。

清·馬齊《陸地仙經》中提到：「早飯淡而早，午飯厚而飽，晚飯須要少。若能常如此，無病直到老。」明確地提出了早飯宜早的概念。食宜早，並不僅僅是針對早餐而言，晚餐也需要早吃。如成書於元代的《三元延壽參贊書》就提出了「夜半之食宜戒，申酉前晚食爲宜」的觀點，意思是說晚飯應在酉時，下午 5-7 點間吃最好。

古代的養生家之所以提出這樣的養生要求，在講理由之前，先給大家講一個陶弘景《本草經集注》中的一則小故事，這個故事說：過去有三個人在冬天的早上，冒霧出門趕路。其中一個出發前喝了點酒，一個吃了點粥，還有一個人什麼也沒吃。結果，喝了酒的什麼事也沒有，吃了粥的得了場病，而空腹上路的那個人，最後因病重不治而死。

　　這個故事說明一個道理：早上餓肚子，會使人抵抗力降低；清晨天冷霧濃，喝酒能抵禦霜露，抗邪辟穢，所以喝點酒在氣溫較低的情況下行動是有利的。必須指出的是，當時人們喝的是自家釀的米酒，這種酒濃度非常低，是古代人早餐常吃的食物。

　　從這個故事中得出的啟示是，早上必須吃些東西。《分門瑣碎錄》裡記了這麼一句話：「朝不可虛，暮不可實」，意思是早上不可餓肚子，晚飯不要吃得過多，如此說來，早飯是不可廢的。早餐之所以要早，主要與人體生理時鐘的運轉規律相關。

5:00-7:00 卯時，大腸經值班

　　在中醫看來，早上的 5-7 點，是大腸經值班。大腸經屬於陽明經，陽明經多氣多血，即到了陽明經氣血高峰期，所謂陽氣就已經全部升發出來，這時的主導內臟是大腸。大腸、小腸等都是由平滑肌構成的，平滑肌蠕動的特點是緩慢，而且不受意識控制。因此一天的大部分時間，我們的腸胃都是這樣緩慢運動的。

　　對於大腸來說，還有一種運動形式，叫做集團運動，是一種很劇烈的運動形式，而且波及範圍很遠，可以自橫

結腸一直蠕動到降結腸。在集團運動的作用下，糞便可以很快地被推動到直腸，這時大腸經就會發出信號：應該大便了。

通常在一天之中，集團運動很少出現。在卯時 5-7 點，由於大腸經獲得了充足的氣血，有能力發動強有力的集團運動，把昨天滯留體內的垃圾排出體外。這說明卯時是人體大腸開始排腸毒的時間。因此是大便的最佳時間，所以我們提倡「晨便」。

7:00-9:00 辰時，胃經當令

既然此時身體動用「陽」來清理垃圾，也說明我們的身體進入了另一個階段：進食階段。將垃圾清理出去的原因，是為了將有用的東西補充進來，所以早上的 7-9 點，是胃經當令的時間。胃經是陽明經，擁有如此大的陽氣，就是用來從食物提鍊、消化、吸收營養的。所以早上的 7-9 點，這段時間又被稱為「食時」。

古人這樣命名就是想提醒我們：「一到這個時間，你就該吃早飯了。」早餐的早，指的是最好趕在 7-8 點這段時間吃飯，因為經過一晚的消耗，胃已經排空了，此時進食，就是配合胃的工作，有很好的養胃效果。

9:00-11:00 巳時，脾經值班

如果不吃早餐或錯過了胃的工作時間再吃東西，無事可做的胃就會一直分泌胃酸，時間久了，就會有患胃潰瘍、胃炎等的危險。再者，為了配合身體下一階段的工作，預留出提鍊和消化食物時間，因為到了 9-11 點，是脾經值班，脾是主管消化和分配的，如果你不吃早餐或者是早餐吃晚了，胃裡沒有食物傳來，或者還沒有完成食物的提鍊和消化，脾沒有東西運化，人就會感到頭暈乏力。

脾胃為氣血生化之源，脾胃功能不正常，人體的氣血就會不足，各臟腑也會因缺少氣血的供養而使你百病纏身。可見不吃早餐、或者早餐吃得過晚，危害是非常大的。

得特別提醒的是，早飯千萬不能多吃；現在不少人到了上午 10 點多鐘特別容易犯睏，其實都與早飯吃得太多有關。所以早飯要吃，但要少吃！本來這個時候血液應該去大腦那裡工作，如果吃得太多，脾胃超負荷運轉，血液只好在這邊加班工作，大腦那邊沒得工作了，表現出成天無精打采，這也是為什麼好多人吃完飯之後，容易犯睏的原因。

早飯還有一個稱呼叫「早點」。點，就是不多，早飯不需要吃太多，稍微吃一點就可以了，這才是早點的眞正含義。沒在哪兒聽過把午飯、晚飯叫中點、晚點的吧？所以，早飯沒有必要那麼豐盛，稍稍吃點就可以了。

晚餐爲什麼也要早呢？還是與人體生理時鐘有關，《養生要集》說：「夜食飽訖，不用，即脾眠不轉，食不消，令人成百病。」就是夜晚吃飽了，缺少活動機會並很快就睡覺，這時脾臟也進入休息狀態，不能正常地運轉消磨食物，食物得不到充分地消化，就會產生各種各樣的疾病。

17:00-19:00 酉時，腎經當令

中醫經典著作《黃帝內經》中就記有「胃不和則臥不安」，意思是胃腸不調和，入睡就不安穩。晚食，就是胃不和的原因之一。由於過多的食物使脾胃充盈脹滿，而「脾眠不轉」狀態，又無法很快消化這些食物，於是便輾轉難入眠，噩夢糾纏。所以《養生要集》把「夜食」和「夜醉」相提並論，提出過晚吃飯，與夜間醉酒皆生百病，應該特別小心。

晚餐應該在什麼時候吃最合適？在中醫看來，不要超過晚上 7 點。因爲 17-19 點是腎經值班的時間。腎經主

收藏，安排身體將這時段攝入的食物，從中提鍊出來的營養登記入庫。問題是，食物中提鍊出來的不僅僅是營養，也有毒素和垃圾，這些東西在入庫前最好找出來清理掉，否則會增加身體負擔。這個任務誰來完成呢，就是腎經之前的膀胱經。

15:00-17:00 申時，膀胱經輪值

膀胱經是原料入庫之前的質檢員，是重點負責排毒的經脈。而膀胱經值班的時間，是 15-17 點，所以晚飯的最佳時間，最晚不宜超過腎經的值班時間。因為腎經時段一過，各種營養素登記入庫的陽氣也很弱了，再吃，也很難吸收了。

因此古人就提出一個口號：「過午不食。」這一點在現代社會很難行得通，那麼折中一下，可以在 19 點之前吃飯。並注意少吃一點，以減輕脾胃的負擔。「晚飯少一口，活到九十九」就是針對這一點來說的。

這些建議說法，都是主要針對脾胃的保養來說的，如「食宜緩些」，針對的是那些吃得並不過量，但速度卻是十分驚人的人而言，三下五除二地把食物倒進肚子，也會增加脾胃的負擔，有損腸胃健康。醫家的看法是「食當熟

嚼，使米脂入腹」，就是說要把食物好好地嚼爛，營養才能被人體吸收。

「食宜軟些」意思是，不宜進食過於粗糙的食物。《醫心方》裡提到「緊細物多燥澀」，就是說堅硬緊結的食物，其性燥而澀，不容易消化，容易產生積聚。如清代著名的養生家石成金，就非常喜歡吃軟食，他連瓜果也要煮爛才吃。

「食宜淡些」，主要是針對魚肉厚味而言；大魚大肉裡面有很多黏膩的油脂，這些東西容易將脾困住，阻遏脾對食物的運化。飲食之道，首先在於脾胃的護理，只要是有利於脾胃的飲食習慣，都是合理的、科學的飲食習慣。

可以這麼說，脾胃是養生的根本，善於調理脾胃，不僅僅是少生病、不生病的關鍵，也是病後很快痊癒的關鍵因素之一，需要我們在日常生活中認眞善待脾胃。

識「食悟」者為俊傑

藥療不如食療

俗話說：「人參一斤，不如白米一升。」這充分說明了飲食營養的重要性。

一個健康的人，主要是依靠從食物中攝取營養，補充人體生命活動所需要的能量。民間有一句諺語：「人是鐵，飯是鋼，一頓不吃餓得慌。」一天不吃三頓飯，而只喝三碗人參湯，不僅營養不全面，而且能量也是不足的，即使在生病或進食有困難的時候，也要食用流質或者半流質的飲用食物。生病口服不便時，現在還可以用鼻餵管的方法，都是為了滿足人體的營養需要。

唐代著名的養生家孫思邈說：「安生之本，必資於

食。」、「不知食宜者，不足以生存也。」說明飲食營養是人賴以生存的根本這樣一個基本道理。清代有一位著名醫家徐靈胎講得很形象化，他說飲食進到人體裡，通過消化吸收來把營養灌漑到全身去。

食物不僅可用於供能，養生治病的功效同樣不可小覷。如《儒門事親》一書中，便有不少用食治病案例，頗具特色：有個名叫殷輔的人，父親年已六十餘歲，一到夏季，就腹瀉，嚴重時一晝夜達數十次，慕張從正之名，遠道來請他去診治。這位老人非常喜歡喝水，家裡人怕他喝水後腹瀉嚴重起來，都制止其喝水。張從正看到這種情況以後就對他們說：「老年人體內津液衰少，加以天氣炎熱，出汗多，豈能禁止其喝水，勸他少喝一點也就可以了。」同時要家屬煮雞蛋給老人吃，再吃些粳米粥。這樣吃了幾天，調整了飲食，老人的腹瀉也就慢慢好了。

另一病案記載：有一婦人，懷孕已三四個月，發現有定期的大小便不通暢現象，請張從正診治。張氏診其兩手之脈滑大，但因有孕，不敢妄用猛烈的瀉下利尿藥物，採取了飲食療法。他用木蘭花鹼煮菠菱葵菜，以車前子苗作藥引，雜豬羊血做羹長期給此婦人食用，經半年的治療，

該婦人二便不暢症狀消失，並生得一子。

　　不僅是《儒門親事》，在《本草綱目》中，這樣的故事也很多。據《本草綱目》所載：唐太宗李世民有一次得了痢疾，太醫們屢治無效，宮廷上下一籌莫展，唐太宗親自下詔追訪良醫良藥；可是在封建社會裡，一般老百姓是不敢貿然向皇上獻方獻藥的。這時候，衛隊長張寶藏獻上一張他自己曾經用過的方子，用鮮牛奶煮後內服。唐太宗服用以後，很快就痊癒了，張寶藏獻上的治病方法就屬於飲食療法。

　　宋仁宗趙禎小的時候得了腮腺炎，道士贊寧只用了70粒赤小豆研末調服，就把他的病治好了。一個名叫任承亮的宦官，得了一種惡瘡屢治無效，瀕於死亡，這時候尚書郎傅永給了他一包藥，敷用不久就痊癒了。任承亮還以為是什麼珍貴藥，一打聽才知道不過是赤小豆罷了。一位婦女流鼻血，晝夜流血不止，想盡一切辦法都不奏效。後來請李時珍醫治。李時珍把大蒜搗爛，敷在她的腳心，過了一會兒血就止住了。

　　有位讀書人得了一種古怪的病，渾身難受，坐立不安，但又說不出到底是哪兒不好受，就去找楊吉老求治。

楊吉老是個德高望重的醫生，診後告訴他：「這是一種不治之症，氣血慢慢損耗，三年以後將發病而死。」讀書人聽了很不高興，又去找茅山道士求治。

道士瞭解詳情以後笑說：「你儘管放心下山吧，只要一天吃一個梨保你病癒。冬天找不到鮮梨的話，可以煮梨代替。」讀書人照著道士的話做了，一年以後果眞紅光滿面，身體健壯起來。後來那位楊吉老再見了他，驚訝地問：「你莫非遇到了仙人？」其實不過是梨的功勞罷了。

舉的這些例子，僅僅是從《本草綱目》中隨手摘引出來的，這與歷史上那些用藥療治癒病例相比，不過是滄海一粟。現代人一生了病就要吃藥，實際上食療不但效果好，而且不傷人，副作用小，值得大家去實踐、挖掘、使用。

古代醫家對飲食療法也是非常厚愛的，扁鵲認爲：「君子有病，期先食以療之，食療不癒，然後用藥。」意思是說，醫生治病，應該先用食療，用飲食的方法治不好，才用藥物治療。

藥王孫思邈更是明確提出：「夫爲醫者，當洞察病源，知其所犯，以食治之。食療不癒，然後命藥。」高明的醫

生治病，首先重視食療，其次才是藥物治療。我們不妨試著做做自己的「食醫」，為自己的身體健康保駕護航。

寒者熱之，熱者寒之

利用食物的「五性」治病，首先想到的是食物的「溫、熱、寒、涼、平」五性！

在日常生活中，可能都有這樣的生活體驗：如果在嘴裡含上一塊薄荷糖，馬上就能感覺到咽喉會有一種清涼的感覺；如果把一杯生薑茶喝下肚，會覺得胃裡面有一種溫熱感；這就說明對某些食物，我們可以感覺到它作用的部位和性能，這就是食物的溫、熱、寒、涼、平五性，中醫在很久以前，就懂得利用食物的這些特性來治病養生了。

「楊乃武與小白菜」是清末四大奇案之一，當時鬧得朝野轟動、家喻戶曉。故事發生在清朝的浙江省餘杭縣倉前鎮，民女畢秀姑，因為平時喜歡穿一件綠色的衣服，繫一條白色圍裙，人又清秀，街坊給她起了個綽號叫「小白菜」。因為家境不好，嫁給了一個做豆腐的小販。有一天小白菜的丈夫突然身發寒熱，雙膝紅腫，但堅持上工不肯休息，過了兩天竟嘔吐不止。回到家時已兩手抱肩，發寒

發抖，呻吟不絕。

小白菜見狀，託人代買了黨參和桂圓，煎成湯給他服下，不料服藥後喉中痰響，口吐白沫。急忙把醫生找來，又說是痧症，用萬年青、蘿蔔子煎湯灌救無效，氣絕身亡。縣官劉錫彤糊塗判案，認定小白菜與楊乃武通姦謀殺，並且施用酷刑逼供，屈打成招。但是由於家人不斷上告，又加上朝廷政治鬥爭的機遇，楊乃武、小白菜最終得以昭雪。

從描述的症狀看，小白菜的丈夫患的應該是丹毒，由於家貧難以求醫，病情愈發沉重，發高熱，雙腿腫痛，身上出現疹瘡。丹毒俗稱「流火」，中醫認為是由熱毒引起，應該用清熱解毒之涼藥給以調治，但小白菜不懂醫學知識，誤聽了鄰居的話，給丈夫服用了黨參、桂圓之類的補品，犯了用藥大忌，致使其丈夫的病情更加嚴重，臉呈紫黑色，已是身體虛弱之極。請來的醫生也是庸醫，用萬年青、蘿蔔子煎汁施救，更傷其氣，導致了其丈夫的死亡。

有個成語叫噓寒問暖，中醫不僅對於不同的病症，需要噓寒問暖，甚至是同種病症，也需要噓寒問暖。傳說倪尋和李延一同到華佗那裡看病，病症都是頭痛發熱。華佗

給兩人把脈之後，給倪尋開了瀉藥，給李延開了發汗藥。兩人看了藥方，非常奇怪，就問：「我們的病症相同，病情一樣，爲什麼藥卻不同？」

華佗解釋：「你們相同的只是病症的表象，病因卻不同。倪尋是由於內部傷食而引起頭痛發熱，而李延卻是由於外感風寒，著涼的緣故。」寒熱不同，治療方法當然也不同。

怎麼利用食物的寒熱來養生保健？八個字：「寒者熱之，熱者寒之」，什麼意思？就是說對於寒性疾病，只需用熱性藥物或者熱性食物進行調理就可以了。內寒一去，氣血自通，整個人就會由無精打采變得神采飛揚。譬如，某人出門遇大雨，衣服鞋襪全被雨水淋濕，受涼而發病，手足發涼，面色發白，這就是寒性的病症，回家後喝上碗薑湯，身上感到暖呼呼的，出了一些汗，病也好了，這就說明生薑是一種溫熱性的藥物。

而熱性的疾病，用寒涼的食物來進行治療，會有意想不到的效果。《儒門事親》有這樣的記載，說有一個姓張的老頭，六十多歲了，患了熱厥並伴有頭痛。一天他一出門，見了烈日當頭，便昏倒在地，不省人事。家人焦急萬

分，想要上前救治，卻被張從正果斷地制止了。張從正將西瓜、涼水和蜜輕輕地餵給老人，果然，不一會老人就甦醒了。原來老人邪熱深陷，又遭遇外熱，內外夾攻，所以才會昏倒在地。張從正認爲，如果這時候再觸動老人的身體，無異於火上澆油，會很危險，只有讓老人家安定神思，給西瓜、涼水等寒涼的東西，才能清除內熱。

人的體質，大致可分「寒底」和「熱底」

比如有的人只要到冬天，手腳就會凍得跟冰塊一樣，明明已經穿上襪子、躲進被窩裡半天，但手腳仍舊是無法溫熱，這類具有畏寒怕冷、手足不溫、肌肉不實、精神不振，還會患有尿頻、腹瀉、髮稀、黑眼圈、性慾減退、白帶偏多等症狀的人，多屬於寒底。

有手足心熱、平素易口燥咽乾、口渴喜冷飲、皮膚偏乾、易生皺紋、眩暈耳鳴、睡眠差等症狀的人，則其屬於熱底。這類人最大的特點就是水分不足，所以容易出現缺少水分而導致頻發的「上火」現象。

不同體質人對食物的感受是不一樣的，寒底的人，平時吃了熱性食品的感受反應不很明顯，例如喝了咖啡、吃了辣椒、生薑之後，沒有什麼大的反應；但只要是吃寒涼

食品，如苦涼茶、柑、橙等，胃腸馬上就會很不舒服、下痢。

　　熱底的人剛好相反，平時只要吃辛辣溫熱之品，便會引起便秘、咽喉痛、口乾、燥熱，但吃了大量寒涼食物，不但沒有什麼不安，反而覺得十分舒服。由此可見，寒底的人可多吃一些溫熱類食物，而熱底的人，則可適量吃一些寒涼的食物，才有利於身體健康。

　　季節不同，對食物的寒熱選擇也應當有所區別。比如多數人都有這樣的經驗：炎炎盛暑，喝一碗綠豆湯，吃一塊西瓜或一碟苦瓜，常常感到身心愉悅，通體生涼，就是因為這些東西都是屬於寒性和涼性的食物，可以用來清熱、瀉火、解毒、生津止渴。相反，在凜凜寒冬，吃一鍋涮羊肉或濃湯牛腩，立刻使人感到溫暖舒適、精力充沛，渾然忘卻屋外冷到哈氣成霜。羊肉、牛肉以及時常作為搭配的洋蔥、辣椒等，都是熱性或溫性的，可以用作驅寒、壯陽、健脾、補虛之用。

　　人體的狀態不同，對寒熱的要求也不同，寒底的人如果連續熬上好幾天夜，讓身體裡面的火一直燒著，陰液耗損，自然也會上火；熱底的人受涼後，同樣也會出現寒底

的症狀，所以在不同的狀態下，對食物溫熱寒涼的需求也不同。

出於營養需要，寒底的人也需要吃一些寒涼的食物，而熱底的人也需要吃一些溫熱的食物，這個時候怎麼辦呢？可通過烹調，適當的搭配來中和寒熱之性。

現在市面的餐館裡，最常見的吃法就是用白蘿蔔燉牛腩或者與番茄一起燉的番茄牛腩。採用這種烹調方法，就是爲了中和其食物的寒涼之性。牛肉是性偏溫熱的，而番茄爲酸涼之性，白蘿蔔爲辛涼之性，分別在一起燉後，這種牛肉的湯和肉就不會有明顯的寒熱之性，就趨於平性，所以，一般人吃了，可以存其補養之性，而不會上火，出現咽痛、鼻子發乾、出血等症狀。

但如果用牛肉涮火鍋，鍋底都是花椒、辣椒、陳皮等，牛肉的溫性就加重，很多人吃了就容易上火，體質虛弱的人就更容易出現多種不適。所以膳食，要善於將寒涼與溫熱搭配，這樣就性質平和了。

熱燥涼靜，可辨食物五性

判斷肉類的寒熱屬性，有一個很簡單的方法，借助於

《黃帝內經》的一句話，叫做「陰靜陽燥」。凡是屬於陰的
事物，都是偏於靜止的；屬於陽的，都是偏於躁動的。屬
陰的食物是涼性的；屬陽的食物，就是熱性的。所以推演
一下就是「熱燥、涼靜」，躁動不安的都是熱的，靜止的
都是涼的。

地上跑的天上飛的水裡游的，多屬熱性食物

　　陸地上跑的動物，牠們的肉基本上都是熱性的，比如
牛肉、羊肉、雞肉、狗肉、兔肉、鹿肉等，而且跑得越快
的動物，熱性就越大，狗肉肯定比羊肉熱，羊肉肯定比牛
肉熱。

　　陸地上的動物中，豬肉比較例外，是涼性的，這種屬
性實際上與豬生長的環境有很大關係。大家都知道豬是圈
養動物，生活在潮濕環境中，且每天都吃了睡，睡了吃，
只有吃東西的時候才活動活動。按照《黃帝內經》陰靜陽
燥的理論，活動多的動物多性熱，活動少的、偏於安靜
的，就性偏陰。所以古人認為豬有水之性，偏寒。

　　飛禽類基本也都是熱的，因為要是不動的話根本飛不
起來，而且飛行的速度快，需要很大的體力，所以飛禽的
熱性比陸地上跑的牛、羊肉都高，山珍都是大熱之性。所

以麻雀等是常用的壯陽之藥，取的就是溫熱的屬性。鴨、鵝等歸爲寒性食物一類，但也有其溫熱的一面。

據古代多本《本草》記載，鵝有「發病疾」的特性，容易使人舊病發作。如《本草綱目》載：「鵝，氣味俱厚，發風發瘡，莫此爲甚，火熏者尤毒，曾目擊其害。」《本草求眞》言：「鵝肉發風、發瘡、發毒。」

水裡游的生物，有愛動的有不愛動的，但因爲海水爲寒涼之性，就決定了海洋生物 80% 都是寒性的，只有很少數是熱性的。在水中始終不停游動的都是熱性的，所以魚、蝦都是熱性的，而且要比飛禽還要熱，因爲在寒涼的海水中沒有足夠的動力是動不起來的。

中醫裡面有一句話叫「魚生火，肉生痰」。因爲魚是熱性的，所以吃了容易上火；這裡的肉指的是豬肉，因爲性涼，吃多了傷脾胃，會導致脾胃痰濕。

靜止不動、不愛動、動得少，都是涼性食物

根據這些特點分析，所有寒者熱之，熱者寒之靜止不動的，或者是不愛動、動得少的——蛤蜊、螃蟹、龜、鱉、海參……這些東西基本上都是涼的。大家一定要記住，吃螃蟹時一定要搭配生薑。因爲海鮮大都是寒涼的食

物，特別是螃蟹，在吃螃蟹的時候如果搭配了生薑，就保
證了寒涼溫熱的平衡。如果光吃螃蟹，可以試試，吃完一
會就得上廁所。因為螃蟹的食性很寒涼，吃了以後腸胃功
能差的人容易腹瀉。

　　對植物而言，可從顏色、口感和生長環境等方面來判
斷屬性的寒熱——

　　● 從顏色分：綠色植物偏寒；偏紅植物偏熱。

　　綠色植物與地面近距離接觸，吸收地面濕氣，所以屬
於偏寒的食物；如綠豆、綠色蔬菜等。偏紅的植物，如辣
椒、胡椒、棗、石榴等，雖與地面接近生長，但果實能吸
收較多的是陽光，所以是偏熱的。

　　● 從味道分：味甜、味辛性熱；味苦、味酸偏寒。

　　味甜、味辛的食品，由於接受陽光照射的時間較多，
所以性熱，如大蒜、柿子、石榴等。味苦、味酸的食品，
大多偏寒，如苦瓜、苦荬、芋頭、梅子、木瓜等。

　　● 從生長環境分：水生植物偏寒；陸地食物屬性熱。

　　水生植物偏寒，如藕、海帶、紫菜等。而一些長在陸
地中的食物，如花生、土豆、山藥、薑等，由於長期埋在
土壤中，植物耐乾，所含水分較少，所以屬於性熱的食

物。

● 從生長的地理位置分，背陰朝北的食物，吸收的濕氣重，很少見到陽光，所以屬於偏寒的食物，比如蘑菇、木耳等。而一些生長在高空中的食物、或東南方向的食物，比如向日葵、栗子等，由於接受光熱比較充足，所以是偏熱的。

● 食物寒熱與生長季節有關：在冬天裡生長的食物，由於寒氣重，所以是偏寒的，如大白菜、香菇、白蘿蔔、冬瓜等。那是不是說夏季的食物就是溫熱的呢？實際上，由於夏季生長的食物，接收的雨水較多，實際上也是以寒涼食物居多，如西瓜、黃瓜、梨、柚子等都是寒涼的。

很多食物都是寒熱平衡的，可惜的是，我們人類出於口感的需要，只吃其中某一部分，從而增加了食物的偏性。所以如果無法判斷食物的寒涼，那就儘量吃完整的東西。橘子就是一個典型的例子。

一般人吃完橘子就把皮給扔了，在我的周圍，好多人吃橘子總喜歡把介於皮與肉之間那些白色的筋絡剝掉，其實那是一味對身體挺好的中藥啊，它叫橘絡。吃橘子的時候，你一定要連著橘絡一起吃，這樣才不會上火。

食物的各個部位也都有寒熱之分

食物本身也有互補的作用；比如說生薑，薑皮性涼能止汗，薑肉性熱能發汗。做菜放薑的時候，記得不要去皮，這樣做出來的菜才不會過於辛熱。另如荔枝，果殼味苦性涼；果肉味甘性溫。血熱的人吃荔枝容易上火甚至流鼻血，用荔枝殼泡水喝，就可以調理這種情況。又如蛋白性涼，能補氣、提神；蛋黃為陽，性溫，能補血、安神。所以蛋白蛋黃一定要一起吃才能陰陽平衡。

中醫所講飲食的「五性」，最重要是針對體質而言，拿牛、羊肉來說，同樣的食料，同樣的季節，體質虛寒的人吃了可以暖臟腑獲補益；而體質偏熱的人吃了可能咽乾喉痛，甚至口舌生瘡。這還是對健康人而言，對於有恙在身者，就更要注意了。

中醫認為，許多疾病的產生正是由於人體內的陰陽平衡遭到破壞所致，不恰當的飲食選擇，只會加重病情。所以我們經常看到，即便炎暑盛夏，對於脾胃虛寒、易腹瀉的人，中醫建議他們少食或不食寒涼蔬果。對於某些肝盛火旺的人，即便是寒冬臘月，中醫也建議他們少吃或者不吃溫熱的牛羊葷腥。中醫認為不顧體質的飲食，只會加重

病症，無益養生與健康。將食物的五性，運用到人們日常
對食物的選擇上，則可以起到養生、治病，兩相宜之妙。

七味調和最重要

七味偏嗜，疾病將至

中國的飲食裡面，「味」有著非常重要的位置。講飲食就離不開味字。典籍裡稱：「易牙知味」，伊尹的《鼎烹說湯》這書證明我們祖先在很早就精於治味之道。

古人稱烹調常用四個字來概括，叫做「鼎烹鹽梅」，鼎就是鍋灶，鹽梅就是指味：鹹、甜、苦、酸、辣。鹽梅二字，算是味的代表。味，實質上是飲食的靈魂。在我國古代歷史上，關於味的故事可以說不勝枚舉。

相傳明朝洪武皇帝在平定天下的戰爭裡，常常食不果腹，有一日，投宿於一村莊，鄉民傾其所有給他做了一頓菠菜粉絲豆腐湯，他狼吞虎嚥，倍加讚賞。登基後，整日

山珍海味，口味全無，便想起當年喝過的那頓湯來，下旨
讓御膳房做。誰知怎樣烹製也不合味，於是，龍顏大怒，
要賜死御廚。左右見狀，忙上前勸說：「當年皇上吃的那
頓湯，叫珍珠翡翠白玉湯，是神仙助皇上平定天下的，仙
廚所爲，哪裡是凡夫俗子能夠做出來的？」

在史籍記載裡，甚至還有爲得一味而死的例子：傳說
吳王的女兒要吃魚炙，即叉烤魚，因爲未能嘗到美味幽怨
而死。可見，在那個時候魚炙的味美具有多麼大的魅力。

辛味，發散通竅

在中醫看來，美味不僅僅是味美，同樣也可用作養生
療疾之用。芥末吃時會有明顯的「通鼻竅」感覺，這就說
明芥末味辛，具有開通、發散的作用。比如說平時受點風
寒，鼻塞流涕，頭痛惡寒，這時熬上一碗薑湯，趁熱喝
下，再蓋上被子出一身汗，人就會感覺輕鬆很多，這就是
利用了生薑性溫味辛的特點，來發散風寒。

除了辛味的開通、發散作用，人在實踐中發現，酸味
具有收斂、澀滯的作用；苦味具有瀉火、燥濕的作用；甘
味具有補益、和緩的作用；辛味具有發散的作用；鹹味具
有瀉下、軟堅的作用；淡味具有利水滲濕的作用；澀味具

有收澀的作用。

七味除了各自具有不同的功效之外，還和人體的五臟具有密切的關係。具體來說：酸味可以入肝，苦味可以入心，甘味可以入脾，辛味可以入肺，鹹味可以入腎，淡味類似於甘，澀味類似於酸。七味和五臟的關係，是中醫的一大發明創造，牢記七味入五臟的關係，對治療疾病有很大幫助。

對於七味每個人的喜好是不一樣的，有人喜歡吃酸，所謂三天不吃酸，走路打躥躥；有人喜歡吃辣，無辣不成歡；有人喜歡吃甜，甜食吃個不停嘴；還有喜歡吃鹹的……中醫是怎麼來理解這五味偏嗜的呢？

在中醫看來七味食之得當，可以滋養五臟；食之不當，會損傷五臟，危害健康。說到七味偏嗜的危害，唐朝的著名詩人孟浩然，唐代開元二十八年，詩人王昌齡遊湖北襄陽，訪另一著名田園詩人孟浩然，故友相見，談笑甚歡。但不巧的是，那會兒正好孟浩然瘡癰發背，跟明朝開國功臣徐達患同樣的毛病。

本來王昌齡來的時候，這個疾病在醫生的治療下已經接近痊癒了。醫生也叮囑孟浩然，讓他不要食用魚蝦等發

物，但見到多年好友，孟浩然卻將醫生的話拋到了九霄雲外。漢水中的一種魚類，叫查頭瑚，味極鮮美，孟浩然縱情之下，舉箸而食。但一回到家中，即背癰大作，這次醫生已無回天之力，結果，王昌齡還未離開襄陽，孟浩然即氣絕身亡了。

海鮮長期浸泡在海中，屬鹹味一類

有人曾研究追溯孟浩然家族的壽命長度，說孟家一向是長壽家族，孟浩然的短命，完全是食用海鮮所致。而在中醫看來，由於海鮮類食物長期浸泡在海水中，因此即使吃起來沒有鹹的感覺，但其性也屬於鹹味一類的食物，孟浩然之死正是過食鹹味所致。

由此不難看出，鹹味雖然是人們食物中必不可少味道，但在過食的情況下，對身體的危害是非常巨大的。不僅僅是鹹味，過嗜七味中的任何一種味道，都會給人體帶來危害。比如很多人吃甜品過多之後，會出現厭食的症狀、有的人出現脘腹脹滿、舌苔厚膩等，這是由於甘味性緩，過量的甘味會導致脾胃之氣壅滯不行，出現食物不能運化的徵象。

《黃帝內經》說「味過於甘，心氣喘滿，色黑、腎氣

不衡。甘歸土味，過食則緩滯上焦，故心氣喘滿。甘從土
化，土勝則水病，故黑色見而腎氣不衡矣。」衡，平也。
過食甘味，爲人體提供的營養過度，難以通過正常代謝排
泄時，就會變生痰濕留著在體內，形成肥胖症。這種痰濕
沉積在肝臟，就會出現脂肪肝；附著在血管壁，就會出現
動脈硬化、冠心病、腦血管病，甚至腦中風。

過食甜品掉頭髮

過食甘味，或者飲食營養攝入過多，所導致的最嚴重
的病症是脾癉，「癉」是熱的意思，即脾熱，認爲過食甘
美之品，壅滯脾氣，使脾氣日久鬱而化熱。這種脾熱，最
早是灼傷胃陰出現易饑多食，身體消瘦，繼而波及肺陰、
腎陰，出現口渴、多飲、多尿的三多症；這種脾癉就是我
們常說的糖尿病。

過食甜品，還可以導致另外一種損傷：掉頭髮。因爲
甘爲土味，土盛則剋水，在五臟就是脾旺則剋腎。腎氣主
骨，其華在髮，《黃帝內經》說：「多食甘，則骨痛而髮
落。」所以吃甜食過多有時會導致嚴重的脫髮。現在很多
人都有掉頭髮的問題，要檢查一下，看看自己的甜食是不
是吃多了？

苦味太過心傷、脾失其養

苦者性燥，故不濡也。《黃帝內經》曰：「苦入於胃，穀氣不能勝苦，苦入下脘，三焦之道閉而不通，故變嘔。」可見苦寒損中，令「脾之正氣不濡，胃之邪氣乃濃。」濃者，脹滿之類也。

酸味攝入過多，不能開胃反傷胃

酸味攝入過多，《黃帝內經》說：「味過於酸，肝氣以津，脾氣乃絕。」脾氣一傷，人就會出現厭食、腹瀉、消瘦、面色萎黃等病症。因此一般所認識的酸味開胃之說，是要限制在一定程度之下的。

酸味攝入過多，不但不能開胃，反而傷胃，因為酸味促進胃液的分泌。如果胃酸、消化液分泌太多，也會損傷胃黏膜，影響胃的功能。同時由於酸主收斂，不利於氣機的疏泄，所以平時情志比較抑鬱的朋友，要少吃酸味的食物。

雖然平時喜歡食用苦味之物的人並不多，但這並不意味著生活中，就沒有人為苦味所傷。《黃帝內經》說：「味過於苦，脾氣不濡，胃氣乃厚。」苦味是歸心經的食物，適當吃苦可以清心瀉火，但苦味過用則損傷心陽心氣，導

致心悸、胸悶等症狀的出現。例如酷愛喝茶的人，尤其是喝綠茶過多，往往就易於出現苦味太過的損傷；其次是用藥過度的人，因爲中藥、西藥都以苦味爲主，尤其是西藥中的抗生素，長期使用極易出現腎氣的損傷，即腎陽受傷的徵象。

中醫裡有個非常重要的觀點，就是五味調和，五味調和的重要性，正如《黃帝內經·素問》中指出的：「謹和五味，骨正筋柔，氣血以流，腠理以密，如是則骨氣以精。」

四季七味，各有側重

怎麼做到七味調和，以助養生保健？不同季節，不同地區的人，七味都是不平衡的，這就佞定了我們的七味調和，不是平均分配的食用，而是應該根據身體素質的不同、季節的不同、地區的不同各有側重，才可使七味得以眞正調和。

就季節而言，中醫認爲，五臟與四季之間存在著一種對應關係，五臟分別有各自所主的時令：肝主春，心主夏，脾主長夏，肺主秋，腎主冬。五臟在其各自主令的季

節，功能最強，相當於是主場作戰，所以食物選擇上，也會與之相配。

肝主春

春季，是肝臟值班的季節，肝臟的特性是喜疏達、升發，如果此時情緒舒展而愉快，便是肝氣舒暢的表現；若是情緒鬱悶，則是肝氣鬱滯的結果。也就是說，肝的升發疏泄功能正常與否，最容易在這個季節呈現出來。

爲了保證肝氣的正常升發，這個季節可適當吃一些有助於升發的辛味食物，促進肝氣的疏泄與升發。《黃帝內經·素問·臟器法時論》所載：小黃米、桃子、雞肉、大蔥等，分別爲穀、肉、果菜中的辛味食品，可多食；除此之外，生薑、薄荷、大蒜、竹筍、豆芽、韭菜、菠菜也是辛散之物，都是春季的宜食之品。

藥王孫思邈說：「春日宜省酸增甘，以養脾氣。」意思是當春季來臨之時，人們除了要少吃點酸味的食品之外，還要多吃些甘甜的飲食。因爲酸的特性是收斂的，而春季是一個升發的季節，所以春季吃酸的食物，可以收到一個相反的效果，將升發的肝氣鬱結住；所以應該少吃些酸性的食物，但如果肝火過旺的人，也可以適當吃一些酸

的食物，以防止肝氣升發太過。

　　根據中醫五行理論，肝屬木、脾屬土，木剋土，春為肝氣當令，肝功能過旺，可傷及脾氣，影響脾胃的消化吸收功能。為了預防肝木剋脾土，出現脾胃之氣衰弱，可多食甘甜的食物，以增強脾胃之氣。五穀中的糯米、黍米、燕麥、大棗，蔬菜中的冬葵、南瓜、胡蘿蔔、菜花、白菜等皆為甘味，都適宜在春季食用。

心主夏

　　夏季對應的五臟是心，五行是火，所以夏天是心火最旺的季節。由於心火過旺，也容易出現心火上炎，導致人心煩意亂，這時候如果吃一點苦的東西，可以降降心火。由於苦味具有清熱作用，經常吃些苦瓜等苦味食品，能起到解熱祛暑、消脹解乏的作用。吃苦味食物也要適度，過食苦味，會耗損人體陽氣。

　　五行有一個相生相剋的一個關係，心火生脾土，所以心是脾之母，心火能生脾土。再看看五味：酸、苦、甘、辛、鹹；苦下面是甘，所以說這個甘甜味是由苦生來的，這就是「苦盡甘來」的原由，所以夏天吃點苦，還是有好處的。

　　說完相生，再來看相剋，心火剋什麼？剋肺金。心在夏季的時候功能最爲強大，在中醫看來，心火是剋肺金的，由於夏季肺氣被克制住的緣故，功能最爲弱小。爲了緩解心與肺之間的緊張關係，可適當吃一些辛味的食物，如辣椒、蔥、薑、蒜等以補益肺氣，尤其是肺氣虛的人更應如此。正如孫思邈的《備急千金要方》所說：「夏七十二日，省苦增辛，以養肺氣。」長夏季節是指農曆六月，對應的臟腑是脾。脾的功能，一則是主持水穀的運化，一則是主持人體的肌肉四肢。

脾主長夏

　　長夏季節，由於氣候又熱又濕，濕熱之氣一旦侵入人體，最易傷及人體的脾胃，從而表現爲食慾不振、腹脹、腹瀉等水穀不能運化的病症。長夏季節也是最易倦怠、乏力的時令，這同樣是由於脾氣被濕熱所困，所主的四肢、肌肉隨之出現這樣的表現。此時可根據自己的飲食習慣，適當吃些辣椒等辛辣發散的食物來增加食慾，幫助消化，抵抗濕邪對脾臟的侵擾。也可以服用健脾化濕的中藥，如白朮、蓮子、茯苓、藿香、白豆蔻之類，既健脾胃，又祛暑濕。

肺主秋

秋季是生物的生化活動，生、長、化、收、藏，這個過程中的「收」的階段，自然界和人體陽氣開始收斂的季節。而人體內主收的器官是肺，所以一到秋季，人體便處於肺氣功能的主宰之下。為了培養足夠的肺氣，幫助我們把陽氣收回來，可以吃一些滋潤的食物來養肺。為了對抗秋天的乾燥之氣，需要及時補充水分，每日至少要比其他季節多喝 50cc 以上的水，以保持肺臟與呼吸道的正常濕潤度。

以中醫的說法，也可直接從呼吸道攝入水分。原理是肺「開竅於鼻」，通過吸入水蒸氣可以使肺臟得到水的滋養。方法很簡單：

● 將熱水倒入茶杯中，鼻子對準茶杯吸入。

● 每次 10 分鐘左右，早晚各一次即可。

就七味而言，唐代藥王孫思邈在《備急千金要方》中提出秋季的飲食要「省辛增酸」，原理是秋季肺氣盛而肝氣虛，在五行上肺金剋肝木，為防止肺氣過盛而肝氣過虛，要從飲食上進行調節。秋季的養生要收斂人體的陽氣，辛主發散，酸主收斂，省辛增酸，有助於「秋冬養

陰」。要減少辛散之味，可飲食少用生薑、大蔥、陳皮等佐料，並少吃或不吃麻辣火鍋、牛羊肉等。

腎主冬

冬三月草木凋零、冰凍蟲伏，是自然界萬物閉藏的季節，人的陽氣也要潛藏於內。因此冬季養生的基本原則，也當講「藏」。陽氣閉藏後，人體新陳代謝相應就較低，因而要依靠生命的原動力「腎」來發揮作用，以適應自然界變化。冬季時節腎臟功能正常，可調節機體適應嚴冬的變化，否則會使新陳代謝失調而產生疾病。

在七味調和上，冬季宜多食羊肉、鵝肉、鴨肉、蘿蔔、核桃、栗子、白薯等。同時，還要遵循「少食鹹，多食苦」的原則：冬季是腎經旺盛的時候，而腎是主鹹的，當鹹味吃多了，就會使本來就偏亢的腎水更旺盛，從而使心陽的力量減弱。所以，應多食些苦味的食物，以養護心之陽氣。所以要減少食鹽攝入，其次也要少吃海鮮類食品。因海味食物雖然鮮美，卻多為鹹寒之性，最易傷陽，毀人根本。

南甜北鹹，東辣西酸

七味調和，應該根據地區的自然環境等來進行調和，「南甜北鹹，東辣西酸」，這是一句形容我國七味風俗的著名諺語，這些飲食習慣的形成，其實是與當地的氣候特點等密切相關的。

說到「東辣西酸」中的「西酸」，大家首先會想到山西醋，整個黃土高原的人們都愛吃醋。據說閻錫山的士兵，以前交槍不交醋葫蘆；山西女孩陪嫁，必須要帶幾個醋罈子。為什麼山西人愛吃醋？原因是黃土高原土壤含鈣太多，食入過量的鈣，易得膽結石等疾病，因而人們就選擇了醋來中和。

雲貴高原，是特別能吃醋的地方，貴州在北京開的酸菜魚館有這樣的招貼畫，說貴州人「三天不吃酸，走路打躥躥」。雲貴高原分佈著廣泛的岩溶地貌，是石灰岩在高溫多雨的條件下，經過漫長的歲月，被水溶解和侵蝕而逐漸形成的，而石灰岩的主要化學成分是碳酸鈣，水和食品中含有眾多的鈣，所以要用酸來中和。由此可見，生活在雲貴高原，吃酸也會很正常。

再來說說「東辣」；中國有個順口溜：「江西人不怕辣，湖南人辣不怕，四川人怕不辣」，可見四川人是最能吃辣的。四川是蜀犬吠日的地方，江西和湖南各有一個大湖，均是氣候過度潮濕的地方，且多陰雨天氣，過度的潮濕，毛孔閉合，人體內需要排泄的物質難以排出，所以他們要吃辣來驅除身體裡面的濕氣。過濕也使得人的情緒低落，吃上一次麻辣火鍋，冒一身大汗，身體和情緒都得到排解，十分舒服。

不是說符合當地飲食習慣的吃法，就是五味調和的吃法嗎？實際情況並非如此，如果不注意五味的調和，同樣也會過猶不及，《黃帝內經》指出，在我國的東部沿海區域，是太陽最先升起的地方，屬於盛產魚類等海產品的海濱之地，當地的民眾生活安定，以鮮美的魚類為主食，喜歡鹹食。但是魚類食品吃得過多，體內熱量過剩就容易使人發生「熱氣在中」的消渴病。

如果在飲食中加入的鹽量多，口味過鹹，就會造成人的皮膚色黑粗糙，容易引發癰疽瘡瘍一類的皮膚感染性疾病。因此居於東方的人，在養生方面要側重於控制魚類產品的攝入量，適當加入蔬菜、水果、穀物等，防止過食魚

肉造成熱量過剩。

　　居住在西方地區，《黃帝內經》指出西是主收斂的，是天地收斂引急的地方。因此人們多居住在山陵等多風、水質土質強硬的地方。吃的都是肥甘肉食，所以體肥多油，這樣才能抵禦風邪的侵害。但由於油膩東西吃太多了，也會造成五味的失調，同時由於西方是收斂的，有病發不出來，但東西吃偏，就會造成五臟六腑的失衡，所以這些地方的人，容易得腸胃病。此地的人要特別注意葷素搭配，不要一味吃肥甘肉食，可多吃點蔬菜、水果。

　　南方在中醫裡面屬火，是火旺的地方，陽氣特別旺盛，就像我們說的純陽之體的小孩子一樣，長得非常快，是天地萬物長養的地區。由於此地地勢比較低，大家都知道水往低處流這個道理，濕氣也最容易在此聚集，為了對抗這種水濕之氣，這些地方的人，喜歡吃酸性食物和醃製的食物，是因為酸腐東西都是經過發酵了的。

　　發酵的東西容易減輕胃腸的負擔，把身體裡面的濕氣化掉。由於喜歡吃酸的和發酵腐熟食物的緣故，此地區居民容易患上筋脈拘急、關節方面的痹證。因此南方的人可適當吃一些溫熱食物，如蝦、胡桃肉、羊肉、鹿肉、韭

茱、刀豆、鴿子蛋、鱔魚等。

北方五行屬水，天地閉藏，是陰氣最盛的地方，常處在風寒冰凍之中，爲了對抗這種寒氣對人體的傷害，這個地方的人喜歡吃一些牛乳、羊乳、馬奶之類的乳製品，以防止寒氣內入。但乳製品使人易患脹滿之症。《古今醫鑑》中講「夫中滿腹脹者，其面目四肢不腫，而肚腹脹起，中空似鼓者是也。」所以此地的居民應適當吃一些理氣的食物。生活中常見的香菜，就是常見的理氣食物之一，其性辛溫香竄，內通心脾，外達四肢，能避一切不正之氣。

素食，並非人人都適宜

眾所周知，素食是佛家最重要的理念之一，所以中國佛教實行嚴格的素食習慣。實際上，本來在印度原始佛教戒律裡並無「不食肉」的規定，《四分律》還有佛言：「聽食種種色、聽食種種肉」的記載。

佛教傳入中國之初，也沒有普遍禁止食肉。但佛教講慈悲平等，因爲素食則不殺生，不殺生則惡念消而善根增長，這是大悲心的體現，並對長養大悲心有很大的功德，因此漢地佛教徒，一直奉行不食肉戒的傳統。

　　傳統膳食，歷來也具有以素食爲主的特點。中醫認爲最合理的飲食搭配爲：「五穀爲養，五果爲助，五畜爲益，五菜爲充，氣味合而服之」才可獲得身體的健康。日常生活中，人們也常說：「老和尚，老和尚……」意思是說和尚都長壽，而和尚長壽的重要原因，就是堅持吃素食不吃葷。實際情況是不是這樣呢？

　　安徽醫學院的醫學家們，曾經對九華山上寺廟裡九十餘名僧尼作了大量的營養學調查，結果證實這些佛家弟子中，大多數患有不同程度的營養不良。北京醫科大學張源教授，從嵩山少林寺碑文上發現，近百年來大部分和尚死於30-40歲，僅有少數和尚是長壽者。由此看來，由「老和尚」說法而延伸出來的「和尚長壽」推論，是缺乏科學根據的。

　　中醫雖然強調以素食爲主的飲食理念，但同樣要輔以肉食的原因，就在於保持營養的平衡。可從中醫立「五穀爲養，五果爲助，五畜爲益，五菜爲充」的飲食理念開始講起。

　　說到五穀，現代人已經不知道具體指的是哪些食物了。實際上五穀之首就是「粟」，滄海一粟的「粟」，即小

米；第二是麥，也就是北方地區的小麥；第三個是稻，即
南方炎熱地區吃的主要食物；第四個是黍，就是黃米，比
小米稍大，煮熟後有黏性，含糖量和蛋白質偏高，具有很
好的抗饑餓、充饑的效果；最後的一個叫菽，泛指我們經
常吃的豆子。這些食物都是植物的種子，一顆小小的種子
埋在土裡，第二年春天它可以發芽、成長、壯大，最終成
長為一棵完整的植物，說明種子具備旺盛的生命力，濃縮
了植物的所有精華。

　　種子是植物經春、夏、秋、冬一年四季所結果實之精
華，具備完整的四季之氣，升降浮沉四氣均平，氣平以養
生，因此祖先有智慧，將之定為主食，有其深刻內涵！但
為什麼還要輔以肉、蔬菜和水果等食物呢？

　　主要是從不同的方面來補充主食中的不足，這些東西
要麼為助、為充、為益，扮演的均是輔助作用。五畜為益
這個「益」字，原意是水滿出器皿的意思，實際上指多出
來的東西，多出來的東西只可用於進補了。中醫將五畜稱
為血肉有情之品，認為五畜能增補五穀主食營養的不足，
因此吃五畜的肉可以補益精血。

　　中醫強調以素食為主，輔以適當的肉食。因此，無論

是現代人的天天吃大魚大肉的生活方式，還是出家人不沾油葷的生活方式，都是不健康的。

　　古醫家把油膩食品稱為「肥甘厚味」，認為過食這類食品，既難消化，又容易生熱、生濕，往往引發一些疾病。養生家嵇康在《養生論》中，比較了南北居民所食肥淡不同，壽命的長短也不同。朱丹溪在《飲食箴》中也談到：「富貴人因縱口味，疾病蜂起；山野貧賤之人食品淡薄，卻能動作不衰。」以素食為主，也還必須以葷食為輔。除了雞鴨魚肉之外，還應該多喝牛奶，特別是老人尤應注意。元代的《壽親養老新書》就提出：「最宜老人，性平，平補血脈，益心，長肌肉，令人身體康強，潤澤，面目光悅，志不衰。」

　　由此可見，佛教在長期的發展過程中，形成了自己帶有宗教色彩的飲食習俗，但這些飲食習俗，也要辯證地去看待，不能一味地盲從。需要提醒大家的是，如果長期吃素，而沒有任何不適，則主要跟體質有關，在這種情況下，也沒有必要強迫自己進食動物性食品。但對多數人而言，還應該堅持中醫所提倡的飲食理念，方能有助於我們的健康與長壽。

壺中乾坤養生也養病

勸君少進一杯酒

　　俗話說：「無酒不成席。」現在許多宴席都是以飲酒作爲主題，所以有的就直接被稱爲「酒會」、「酒席」、「酒宴」。在日常生活中，飲酒已經成爲深受人們喜愛、表達情感和喜慶的重要方式。使得酒類這一特殊的飲品，深深地滲透到我們的飲食生活當中，而且歷經千百年而不衰，大有愈演愈烈的趨勢。

　　尤其是在追求物質享受、重視飲食美味的當代社會裡，酒的地位更是不斷攀升。過去街上只有小酒館，現在到處都是大酒店、酒吧等，還有專門銷售酒類的經銷店、專賣店。可以說中國是酒的故鄉，中華文明的歷史長河

中，酒和酒類文化一直佔據著重要地位，不僅如此，中醫與酒也有著不解之緣。

　　大家看「醫」的繁體字，下面有個「酉」字，酉者，酒也。《黃帝內經》裡面提到的酒，既有養生之酒，又有治療之酒。中醫還有不少以酒治病的記述：

　　《名醫類案》就記錄了這麼一個醫案：有位木商，一次在風雨中幹活，時間長了衣服濕透，回家後發病，一陣冷一陣熱，渾身脹痛，要人不停地捶打才好受一些，由於不知是什麼病，吃了一些藥也沒有效果。忽然木商想喝燒酒，便燙酒數杯喝了下去，頓時覺得爽快了不少，接著又喝，直到喝醉，沒想到病竟然好了。

　　《古今醫案》中也有這麼一個病例，有位婦女，在哺乳期中受到驚嚇後生了病，病好了以後，眼睛卻閉不上了，因而難以入眠。請來錢醫生，診斷後說，煮郁李酒給病人喝，喝醉為止，病隨之痊癒。病家聽後覺得不可思議，醫生解釋說：「眼睛與肝膽相連，病人受驚嚇，導致氣結於肝膽，氣不下，郁李酒可以入肝膽去結，這樣眼睛就能閉上了。」結果如錢醫生說的那樣，婦人喝醉後果然病癒。

在中醫看來，根據《黃帝內經》的相關描述，酒性辛溫，主於驅寒、提神、調暢氣血。因此有一定的氣血瘀滯病證的人，如胸痹證、痹證等，少量喝一點酒，確實有活氣血的作用，甚至受一些風寒的人，喝點酒也有一定的調節作用。

但需要注意的是，酒可以成事，亦可壞事，具有雙刃劍的特點，過濫飲酒，對身體危害是非常大的。特別是以酒爲漿，喝酒跟喝白開水一樣，害處更甚。究其原因，是因爲酒有陰陽兩性，陽虛的人喝了體質會越來越寒，而陰虛的人喝了之後，體質會越來越熱，過量飲酒陰陽兩損，危害極大：

- 酒氣上行，氣鬱在上焦，就化爲痰。
- 酒熱下行，容易造成小便澀痛。
- 濕熱留在中焦，形成嘔吐、自汗、心痛、皮膚病等。

長期酗酒，可引起糖尿病、腹脹、失明、哮喘、癲癇、痔瘡等病，甚至肝硬化、肝癌、食道癌、胃癌、胃炎、食道炎、中風、不育以及猝死。

酒甚至會影響到人的生命，如比較嗜酒的文人中，李

白活了 62 歲，杜甫活了 56 歲，李賀活了 27 歲，杜牧活了 49 歲，蘇軾算比較重視養生的，也僅僅活了 67 歲而已。酒損傷的不僅是自己的身體，還往往會波及下一代。晉代詩人陶淵明就是很好的例子。《宋書·隱逸傳》記載，陶淵明嗜酒，無論是誰到陶家串門子，只要家裡有酒，陶淵明就一定拉人家喝幾杯。見酒必喝，一喝必醉，成了生活方式，陶淵明的幾個兒子，不但沒有遺傳到他優良的基因，反倒其中不乏弱智。

明代大醫學家張介賓說：「多飲者子多不育，蓋以酒亂精，則精半非眞而濕熱勝也。」就是說飲酒多的人，因酒爲辛熱之性，不僅劫殺人體自身的眞陰，而且容易傷及精氣，造成精液中精子多數會死亡或畸形。酗酒之人，多門丁不旺，子孫無論是體質還是智力，都有可能出現相對較弱的情況。由此不難得出這樣一個結論：飲酒一定要知道節制。

一個體重 60 公斤的健康成人，每日飲酒 25 克，酒精含量不超過 60%，對身體是有益的，可增強體力、記憶力、胃腸消化力提高、精力充沛。當然這也因人而異，如果量大則可以多喝一點，量小則應少喝一些，只要不要

過於偏離這個標準即可。

飲酒要選對時間，避開早上與晚間

　　飲酒並不是一件簡單的事，不僅需要在量上進行控制，同時還需要掌握一定的時間和方法。

　　在現今浙江省的平湖市一帶，過去有一種吃「卯時酒」的習俗，卯時酒，就是在早晨 5-7 點飲酒。平湖市一帶的朋友，總喜歡起個大早，步行到鄉鎮上，喝上三五口熱酒，嘮上三幾句家常，便開始一天的生活。從中醫角度來說，喝卯時酒其實是對健康不利的。「莫飲卯時酒，昏昏醉到酉」，也就是說早晨喝完酒，是會醉上一天的。

　　對於現代人來說，如果是一個上班族，喝卯時酒會影響一天的工作效率，而且常喝卯時酒還會給健康帶來危害。一日之「饑」在於晨，空腹飲酒會導致神志恍惚、損害肝臟功能、引發意外事故，甚至危及生命。《分門瑣碎錄》記載：「莫飲卯時酒。」《備急千金要方》也說：「一日之忌者，暮無大醉。」這些都說明飲卯時酒對健康不利。

　　人體產生的有毒物質，是依靠肝臟來清除的。肝臟的工作效率，晚上較高，清晨較低。若一早就飲酒，肝臟無

力及時解毒，導致血液中酒精濃度提高，必然對身體有害。

　　酒，不僅在卯時不可以飲，且在晚上也不要多飲。有人喜歡睡前喝點酒幫助睡眠，也有人是迫於晚上應酬不得不喝酒，但無論哪種情況，都應該儘量杜絕。

　　有句俗語：「早上吃薑等於補藥湯，晚上吃薑等於吃砒霜。」好多人聽了「砒霜」二字都害怕起來，紛紛詢問原因。為什麼晚上不能吃薑？因為薑是宣發陽氣的，夜晚人體應該養陰，收斂陽氣，吃薑是適得其反，違背天時。與薑相比，酒的危害則更大。

　　酒跟生薑一樣，同樣是大熱之物，且酒有陰陽兩性，無論是哪種體質的人，都會造成傷害，所以《本草綱目》說：「人知戒早飲，而不知夜飲更甚。既醉且飽，睡而就枕，熱壅傷心傷目。夜氣收斂，酒以發之，亂其清明，勞其脾胃，停濕生瘡，動火助欲，因而致病者多矣。」

　　就是說，到了晚上，夜氣收斂，一方面所飲的酒不能發散，熱壅於裡，有傷心傷目的害處；另一方面，酒本是發散走竄之物，會擾亂夜間人氣的收斂和平靜，導致人體生病。有人開玩笑地對應酬加以注釋：「應酬，應酬，就

是應付仇人」的意思。用飲酒的方式去應付仇人，實在不是什麼明智之舉。

如果以薑菜下酒，傷害更大。薑、酒都是大熱之物，薑借酒力入經絡，酒借薑性入臟腑。晚上用薑菜下酒，等於吃慢性毒藥。民間流傳的《施公案》中，就有「用薑酒百日爛肺」來謀害人命的故事。薑酒同食，何止傷肺，日積月累，五臟六腑都會受傷。說到底，還是酒害人多些。

什麼時候飲酒好呢？《老老恒言》認爲：「酒固老年所宜……午後飲之，藉以宣導血脈，古人飲酒，每在食後。」說明飲酒的最佳時間，應在每日中午吃飯後。

健康飲酒，就飲米酒

要喝酒，建議大家最好選擇米酒來喝，古代的酒跟現代喝的酒不一樣，古代的米酒實際上就相當於現在的米酒。武松等古代英雄酒量大得驚人，主要是因爲他們喝的是這種米酒，而不是「老白乾」烈酒。

由於米酒是以米爲原料釀製成的，且度數較低，一般只有 10° 左右，對疾病的防治功效更甚於白酒和啤酒，《黃帝內經》中湯液、醪醴，具體所指，就是現在很多地

方依然在飲用的米酒。在《黃帝內經》中，也明確提出米酒能用於預防和治療疾病。

　　千萬不要喝悶酒，宋代有一個著名的愛國詞人叫辛棄疾，他對酒有感而發寫過八個字：「物無美惡，過則為災」，大家喝酒的時候，都要想想這句話。有些人一發愁就愛喝酒，「酒入愁腸，化作相思淚」，對這句話我覺得可以改成「酒入愁腸，變成肝硬化」，就是要喝，也得找一個人跟你一邊聊天一邊喝，千萬不要喝悶酒。

　　其次是酒後不宜吃辛辣的食物，李時珍《本草綱目》中說：「酒後食芥及辣物，緩入筋骨。」意思是說，若酒後再吃芥與辣的食物，可使人疲憊痿軟。因為酒本是大辛大熱之物，而芥與辣物，也是大熱之物，刺激性很強，二者同食，火上加油，致人生火動血。特別是素體陰虛陽盛的人，害處更大。辛辣動火的東西，均能刺激神經擴張血管，更助長酒精的麻醉作用。

喝酒不宜再吃糖

　　每逢婚慶喜宴，酒與糖是必不可少的兩樣東西。婚姻是人生中最大的一件事之一，哪有不喝喜酒吃喜糖的？但《本草綱目》引述唐代醫家陳藏器話說：「凡酒，忌諸甜

物。」中醫學認為，糖類屬甘，而甘生辛。而酒類是大熱之品，所以酒與糖相配，時間一久便會生熱動火，損害身體。

酒與茶不宜同飲

酒與茶亦有相剋之處，《本草綱目》中記載：「酒後飲茶水成酒癖。」，「酒後飲茶，傷腎臟，腰腳重墜，膀胱冷痛，兼患痰飲水腫、消渴攣痛之疾。」意思是說，嗜酒又好飲濃茶的人，久而久之，造成腎臟的損害，出現膀胱冷痛、水腫、消渴等腎功能不全的症狀。

一般來說，酒精從消化道被吸收後，即由血液運送到肝臟，在肝臟首先由攜氧化成乙醛，繼而再氧化成水和二氧化碳排出體外。而酒後大量飲茶，在利尿的同時，可使大量未分解的乙醛通過腎臟，致使腎臟因受刺激而遭損害。

睡得香‧壽而康

夜不眠，傷肝膽

　　說到睡眠，先給大家講一段故事，主人公是清代著名的學者李漁，話說李漁曾和一位到處講養生秘訣的術士抬過一次槓。起因是這位術士想讓李漁拜他為師，李漁就先向他請教長壽的方法：「如果兩人不謀而合，就拜你為師，否則就做個朋友。」

　　術士搖頭擺腦：「益壽之方，全憑導引；安生之計，惟賴坐功（靜坐）。」

　　李漁回說：「要是這樣，你的方法最苦，修苦行的人才做得到。我這個人又懶而又好動，喜歡事事求樂，你的方法我做不到。」

　　然後李漁提出見解:「養生之訣,當以睡眠爲先。睡眠的好處是睡能還精,睡能養氣,睡能健脾益胃,睡能堅骨強筋。人要是幾個晚上不睡覺,就會生病;而病人若得一好睡,病就會減輕。」因此,睡覺才是「無試不驗之神藥也」。結果術士給氣跑了。

　　李漁的說法並非無理,自古以來,日常養生中就很注重高品質的睡眠。爲什麼現在有那麼多人有頭昏頭痛、失眠多夢、記憶力減退、注意力不集中、疲倦乏力、食慾不振等毛病?就是睡眠不足導致的。

　　夜裡睡得過晚,首先會傷到我們的膽氣。子時,指夜裡 11 點到凌晨 1 點,這一時刻是陽氣發動萬物滋生之時。中醫氣機升降沉浮理論認爲:人身之氣機,日日俱從子時生發。子後則氣生,午後則氣降。子時氣血流注於膽經,這也是《黃帝內經》中「凡十一臟皆取決於膽」一說的根本由來,也就是說臟腑功能,都取決於膽氣能否升發。

　　在日常生活中常有這樣的體會,一般夜裡 9-10 點鐘會有睏倦的感覺,但熬到 11 點時又精神了,這就是膽經升發的緣故,但子時陽氣的升發之力尚小。因此,保證夜

裡 11 點前睡覺，就是通過睡眠保養這點生機。

「膽有多清，腦有多清」，凡在子時前入睡者，晨醒後頭腦清晰、氣色紅潤。反之，經常子時前不入睡者則面色青白，特別是膽汁無法正常新陳代謝者，容易形成結石一類病症，其中一部分人還會因此而「膽怯」。

從亥時開始（21 點）到寅時結束（5 點），是人體細胞休養生息、推陳出新的時間，現代醫學提出維持人體生理時鐘的褪黑激素，在正常情況下，以夜晚 11 點到凌晨 2 點為分泌最旺盛的時段，它可以抑制人體交感神經的興奮性，使新陳代謝減緩，血壓下降、心跳速率減慢，五臟六腑得以休息及修復，加強免疫功能。這個時段是人處於地球旋轉到背向太陽的一面，從中醫來說陰主靜，要有充足的休息，才會有良好的身體狀態。

熬夜會損耗到我們的肝臟，大家都知道，肝與膽互為表裡關係，膽受到傷害，必然會波及到肝，且膽經當班之後的輪值，就是肝臟。人體最重要的陰液——血液，是歸肝臟來管理的。人躺下來的時候，血就歸於肝臟，血歸於肝臟，眼睛、手腳、全身臟腑和筋骨才能得到血的滋養。

所謂「故人臥血歸於肝，目受血而能視，足受血而能

步，掌受血而能握，指受血而能攝」，我們知道人一動，氣血運行就加快，所以如果受傷出血，一般都不能亂動。古人說「人動則血運於諸經，人靜則血歸於肝臟」。由此不難看出，熬夜就是在熬血！

尤其是子時和丑時，是膽經和肝經值班的時間，如果不睡大覺，就是在跟自己的肝、血過不去！由於肝腎同源的緣故，在我們的肝受到損害的同時，腎也會被熬夜所傷！

熬夜的人一般都是在處理一些勞心傷神的事情。做計畫報表，寫標書論文，定計畫，做總結，整理資料，醞釀重要事情……無不需要絞盡腦汁、嘔心瀝血。這些都是最能耗損精血的活動，會大量動用我們的能量庫存，造成腎精的損傷。

或許會問，有的朋友熬夜只是打牌、打麻將，應該沒有大礙吧？其實不然，這也是最需要動腦算計的活兒。夜間的麻將桌上，曾有多少悲劇發生！有的朋友熬得眼睛發綠，第二天就住進了醫院；有的朋友輸了錢，一激動，腎虛肝旺，中風了；有的朋友贏了錢，一高興，精氣耗散，腎氣虛脫，當場就倒在麻將桌上了。

　　許多年輕朋友熬夜並不動腦，只是和朋友在茶樓聊天、在 KTV 唱唱卡拉 OK、在酒吧喝喝酒、到夜店消磨，這樣應該沒問題吧？這樣做短時間確實可能沒有什麼不適，但時間長了，就會引起體質下降。體質下降、免疫力降低，可不僅僅是容易感冒這種小煩惱。

　　免疫力下降，會造成體內警示系統失靈，導致腫瘤的發生。長期熬夜，體能不足，就不能將垃圾及時排出體外，還會造成血管堵塞，脂肪沉積，內分泌紊亂，形成高血壓、糖尿病、肥胖症等。

　　過度熬夜會損傷我們的腎精，導致能量儲備下降。一旦生命之火缺少原料，就會造成早衰；腎虛是早衰的根本原因。因此睡好覺，睡飽覺可以說是養生的一大法寶，值得我們認真遵循與學習。

睡好「子午覺」，精力充沛一整天

　　在古代的養生之道中「三寒兩倒七分飽」的理念，最為世人稱道。而所謂「兩倒」，就是指要睡好「子午覺」，古人甚至把這稱為「百年養生」的三大法寶之一。

　　子午覺，究竟是個什麼樣的「覺」？難道是晚上在子

時（23 點 -1 點）睡覺，白天在午時（11 點 -13 點）睡覺的統稱嗎？嚴格講並非如此，而是指在此相應的時間之前開始睡覺。至於之前多長時間開始，根據自己睡眠的情況做安排；目的就一個，在子時和午時進入最佳睡眠狀態；一個基本的原則就是：子時大睡；午時小睡。

子時一定放鬆上床睡覺，午時最好也到臥室安睡，條件不允許，則可靜臥、靜坐半小時左右。爲什麼要選擇這樣兩個時段來睡覺？子時，代表動物是十二生肖之首「子鼠」。子時這個時候，是老鼠最活躍的時期，老鼠活動的子時具有什麼樣的特點？在中醫看來，子時是一天最黑暗的時候。

《黃帝內經‧靈樞‧營衛生會》指出：「夜半爲陰攏，夜半後而爲陰衰。」夜半即子時，陰氣極盛。過了子時陰氣轉衰，陽氣開始升發。此時爲陰陽大會，水火交泰之際，稱之爲「合陰」，是謂「日入陽盡，而陰受氣矣，夜半而大會，萬民皆臥，命曰合陰。」陽主動，陰主靜，子時最需要安靜。「陽氣盡則臥，陰氣盡則寤。」所以在這時候最容易入睡，不僅可以應承天地陰陽轉換，而且睡眠質量也是最好。

　　午，表示相交，如：午午，即交錯的樣子；午道，即縱橫交貫的要道；午貫，即「十」字形交叉貫穿；午割，即交叉切割的意思。在這裡作為時辰，表示的是「陰陽相交」。午時，指一天中的 11-13 點，午時氣血流注於心經。就像流水一樣，氣血到了心的經絡，心經自然就要接應，所以此時是心經當令。

　　中醫認為，心為「君主之官，神明出焉」，而午時正是陰生，陰氣忤逆陽氣的關鍵時刻，所謂「陰陽相搏謂之神」，很多健身者都會藉此大好時機練「子午功」，利用子時和午時天地氣機轉化，來頤養身體。

　　練子午功的好處，主要是借助了天機的能量讓心腎相交；具體說來，心為火在上，腎為水在下。我們都知道，火往上飄，而水往下行，這樣就形成了心火可以暖腎，腎水可以讓心火不至於太過，心腎得以相互交匯。

　　子午功的修鍊達到心腎相交是需要一定能量的，對氣血不是特別強的一般人來說，基本上沒有足夠的能量，去承接這種交匯之氣，也就不可能借用天機，來滿足我們人體的這種運化。是不是就白白地流失掉呢？自然不是！

　　建議用睡覺的方式以應「心腎相交」。需要強調的是，

即使剛開始睡不著，閉目養神也會有相當的效果，因為睡覺的那一瞬間，就是心腎相交之時。只要堅持，生物鐘會漸漸調節過來的。睡子午覺時，需要注意以下幾點：

- 天氣再熱也要在肚子上蓋一點東西。
- 不要在穿堂風口休息。
- 睡前最好不要吃太油膩的東西，因為這樣會增加血液的黏稠度，加重心血管病變。
- 午休雖是打個盹，但也不可太隨便，不要坐著或趴在桌子上睡，這會影響頭部血液供應，讓人醒後頭昏、眼花、乏力。午休姿勢應該是舒服地躺下，平臥或側臥，最好是頭高腳低、向右側臥。

五臟不和入眠難

睡不踏實、半夜老醒、早上起來全身難受、越到晚上越精神……如果你的睡眠正在遭遇這些不幸，不妨調理一下五臟，能起到意想不到的效果。從中醫理論上講，五臟是睡眠的生理基礎，任何一個出了問題，就會牽一髮而動全身。

老做夢、半夜醒，要護心

睡覺時腦袋裡連番上演各種夢境，白天心神不定、容易受到驚嚇，就連別人大聲叫你名字，也得半天才能緩過神來，這是典型「心虛」的表現。這也是影響睡眠的最直接因素，出現這種情況，一定要「滋心陰、養心神」：

● 飲食上，要多吃棗仁、枸杞子、淮小麥、小米等，特別是棗仁和小米。

● 10 克酸棗仁和 15 粒蓮子一起煮半小時當茶喝。

● 將酸棗仁搗碎後，和粳米一起熬粥，每天晚上堅持喝，可養心斂汗。

● 小米蓮子百合粥口感清淡、香甜，也能鎮驚安神，是睡眠不好的調養佳品。

半夜易醒的人一旦醒來就很難入睡了，這樣的人睡眠環境一定要安靜。可以在臥室掛一厚點的窗簾，既隔音又隔光，最好拿走房間裡所有能發聲的東西，比如鐘錶、手機等。很多睡眠不好的人會選擇蕎麥枕頭，軟硬度適中，頭枕在上面非常舒服。對半夜容易醒的人來說，蕎麥皮枕頭就不適合，因為會發出沙沙的響聲。

肝火旺，舌質發紅、頭脹口乾，難入睡

睡不著覺、舌質發紅、頭脹口乾，快滅肝火。如果同時具備這三種症狀，說明肝火旺是影響睡眠的主要原因。肝火旺的人很容易心煩、發怒，所以入睡就比較困難。這類人急需清熱瀉火，平時一定要：

- 多喝水，這是最簡單也是最直接的方法。
- 適當喝點花茶，如菊花茶、金銀花茶、茉莉花茶等。
- 多吃綠葉蔬菜和水果。
- 煮粥時不妨放一些百合、銀耳，「滅火」效果很好。

入睡困難的人或多或少都有心事：白天工作沒完成，與同事鬧了點小彆扭，爲孩子的學習煩惱……這些都可能成爲你睡不著覺的劊子手。這時需要做的就是放鬆，可以聽一些有節律的音響，比如輕柔的鋼琴演奏曲、大自然音樂，聞聞蘋果香味，都能幫助快速進入睡眠狀態。對於不得不去想的事情，可以抽出睡前一小時集中精力去想，做出如何處理的決定。等事情想清楚後，建議出去散會兒步，回來後洗個熱水澡或用熱水泡泡腳，然後上床睡覺。

睡不踏實、沒食慾，需調脾胃

傳統中醫學文獻早有「胃不和則臥不安」的記載，如果腸胃總是犯小毛病，不是疼就是脹，很難睡個好覺。因脾胃不和而導致的睡眠障礙，還會讓付出吃啥都沒味的代價。胸悶、腹脹、大便不成形等各種小問題，也會如影隨形。屬於這種情況的人，要想提高睡眠品質，唯一的辦法就是要注意飲食。

● 晚餐掌握「七七」原則

儘量晚上 7 點以前吃飯，最好七分飽；菜品要清淡，少吃豆類、青椒、南瓜等脹氣食物，辣椒、大蒜、生洋蔥等刺激腸胃的辛辣食物，以及生冷食物。

對於腸胃本身就不好的人來說，建議平時多喝麥芽粥，熬湯的時候放點雞胗進去，能幫助消化、調理脾胃，還可以去中藥房買點菖蒲泡水喝，和胃健脾又安神。

老年人腎虛調理

老年人醒得早，腰膝痠軟、晚上小便次數多，得補補腎。人上了年紀，身體就會出現這樣那樣的毛病，其中不少人就嘗盡了腎虛的苦頭。據調查，95％的老年人存在不同程度的腎虛，很多人還會同時出現耳鳴、眩暈的症

狀，中醫理論認爲「腎開竅於耳」，健耳可以強腎，通過
這些方法可以來調理——

- 鳴天鼓：

 雙手掌心緊按兩耳孔，兩手中指放在腦後枕骨上，
 食指壓在中指上彈擊後腦部，耳中如聞擊鼓之聲。
 一次做15-20下，每天睡前做，對抗失眠非常有效。

- 枸杞子泡水喝。
- 每天吃兩勺核桃和芝麻，能夠補腎安神，但心肝火
 旺的人最好少吃。
- 午睡半小時。

對於不管睡得多晚，第二天早上都會醒得特別早的
人，建議中午可以睡一會，半個小時就夠了，時間不要太
長，但如果晚上入睡困難、睡眠品質不高，還容易早醒，
不鼓勵白天補覺。

早醒是抑鬱情緒的最典型症狀之一，如連續兩周每天
凌晨三四點，甚至兩三點就醒，醒了之後腦子很清醒，想
著一些不必要、不開心的事情，越想越煩躁，然後苦苦地
等到天亮，就有可能是抑鬱症的前兆了，需要及時調整心
態。

生病睡不好，養肺氣

發熱、咳嗽或患有慢性支氣管炎、肺心病等的人，感受外邪後，人體虛弱、容易煩躁，晚上也睡不好，這多因肺有外邪所致。及時治療原發病，是最根本的解決方法，還可以多吃胡蘿蔔、木耳、蜂蜜、梨、枇杷等，尤其是枇杷的潤肺效果更佳。

謹防「房勞」過度

縱慾絕慾皆不可取

　　自古以來，對待性生活就有兩種截然不同的態度，一種是正視性生活，而且積極地認眞予以研究，另一種則是把性生活視爲下流的褻瀆之事。

　　實際上，後一種態度與中醫的觀點是相悖的，中醫認爲「一陰一陽之謂道，偏陰偏陽之謂疾」，是說兩性的性生活合理、協調，是符合自然規律的，如果陰陽失調，就要得病；又說「聖人不絕和合之道」，聖人也是提倡合理的性生活。

　　唐代著名的醫學家孫思邈說得更明確：「男不可無女，女不可無男，無女則意動，意動則神勞，神勞則損壽。」

這段話的道理很清楚：凡是一個健康的成年人，必須過正常的性生活，如果強行抑制性活動，使男女不能相交，反而會導致生病，不但不能增強體質，甚至還會縮短壽命。

古代這些著名醫學家的論述，是確有事實根據的。醫學文獻資料上，可以找到許多因得不到正常的性生活而生病的記載。《史記・扁鵲倉公列傳》所載，濟北王的侍者韓女得了腰背疼痛的病，不時地發熱發冷，淳于意給她診脈後說：「主要是內寒，月經不調，該下的下不來。病的主要原因是，病得之欲男子而不可得也。」意思是說韓女想與男子交合，因得不到男子，因而得病。

元代的李鵬飛在《三元延壽參贊書》中寫道：有個富家弟子叫唐靖，因陰部生瘡而潰爛不已，痛苦不堪，道人周守真診斷後說：「病得之欲泄而不得泄。」得病的原因是沒有正常與女子交合。

這兩個病例都是因為缺乏正常的性生活而得病，前面談的那個韓女是因為得不到與男子交合，因而釀成經閉腰痛；後面說的那個男子因不能與女子交合，因而導致精道不通，陰部生瘡潰爛。由此可見，正常的性生活是，健康的保證。

健康節慾

最爲重要的一點，就是要注意節制性慾。因爲腎精源於先天，可賴於後天水穀之精的滋養補充，但這樣的再生不是無限制的。隨著身體功能的下降，氣機運動的盛衰或者不平衡，或者只會維持在一個相對較低水準上的平衡。也就是說，腎精的輸出與消耗不可能是無限的，如果超過了補充再生的速度，勢必會導致腎精的虧損，甚至逐漸衰亡，造成早衰、易病、早夭等後果。因此，必須適當節制房事，使其不傷損本元。

《左傳》記載，晉平公患了病，秦景公派醫和前去診斷，醫和告訴晉平公：「這是因爲貪戀女色所致，應當節房事才有救，否則就會危及生命。」漢成帝患病而陽痿，求得壯陽藥丸，一丸一幸，不料昭儀一次飲醉後，竟給漢成帝七丸，漢成帝終因泄精過多，嘔血而死。

節慾並非是一種對慾望的「平息、鎮壓」，而是指合理地控制性欲，以求達到保存腎精、延年益壽的作用。主要包括兩個方面：

● 慾不可強行

　　所謂的強，是違背一方意願而強制進行性活動，包括一方還沒有進入交合狀態就進行性行為。房事本為夫妻之間生活的一個重要內容，也是家庭和諧的潤滑劑。在施行房事的時候要適度和美，而不能僅僅憑一己之意。夫妻之間，應該本著疼愛有加的態度去尊重對方、愛護對方，使房事成為夫妻間的一種快樂和享受。反之，則會形成一種心理陰影，造成一種精神的緊張。所以，節慾，就是指在對方身體不適、心情不快、不願意的情況下，不要強行，此時更應該節慾以待。

　　慾不可強也指，不應不計身體成本，進行一種超身體負荷的交合，甚至在透支體力的同時，借助藥物刺激性功能，時間一長，則容易導致腎氣衰頹、陽痿不舉，或陰虛陽亢、腎水枯竭的結果。

　　● 慾不可縱

　　不可縱包括，指房事不要過於頻繁，更不可晝夜兼行；不要採取一種爆發式的，養精蓄銳很長時間後，在一次或者兩次中完成日常所需性活動。

　　一些新婚前後的男女，因為精力充沛而無度；另則一些中年人身上，是一種帶有補償性的性心理下的房事行

爲。二者都不可取。孔子《論語‧季氏》云：「君子有三戒，少之時，血氣未定，戒之在色……」示意青年人不要貪圖色慾。慾不可縱，古代養生家總結有不少的規避忌律：

- 大病初癒時候體力虧損、精氣不足，勉強爲之，則可能出現疾病反覆或發生意外。

- 酒足飯飽後，俗話「飽暖思淫欲」，這其實是不合乎養生之道的，尤其是在酒足飯飽的時候，因爲酒後亂性，往往都難於自持，常致房事過度，傷腎耗精；而飯飽之後，中氣被阻，氣機不暢，加之行房勞累及壓迫，可能阻塞氣機而發生意外。

- 在特殊時期，比如女性的經期和孕期，前者可能傷損女子沖任而致病；後者則因爲孕期之初，胎氣未定，容易造成流產；而且還容易擠壓胎兒，亦應避免。需要強調的是產後惡露未淨，絕對不可同房，以免造成胞宮、沖任損傷，出現流血不止等症。視其恢復的情況，一般在一個月以後方可，三個月過後一般無礙。

- 養生還要做到「性之有常」，結合自身體質強弱、陽氣盛衰、及季節氣候等的差異前提下，以基本

滿足對性生活的要求而不是總處在壓抑、期待之中，行房時為性之所致，而不是疲於例行公事。

新婚之際，房事稍勤，不但可以理解，即使從養生來看，也屬於正常現象，但要適當加以控制，不令精氣耗竭。60 歲以上的老年人只要有要求、有能力，不必強行斷絕性生活，注意行房事次數不宜多，行房時間不宜太長即可。

三十而娶，二十而嫁，晚婚最健康

中國自古以來就十分重視婚齡問題，這也是一大文明。婚齡即是指男女完婚那天的實際年齡。所謂完婚，即是一對新人，按照傳統的風俗禮儀舉行完最後一道儀式，隨之洞房花燭夜，從此開始甜甜蜜蜜的夫妻生活。婚齡大小，不僅關係到夫婦雙方的身心健康，且關係到未來子女的身心健康，是件大事。

古籍《用禮》、《曲禮》記載：「三十而娶，二十而嫁。」是說男子三十歲娶妻，女子二十歲出嫁。所以古裝電視劇中的童男童女，梳妝打扮基本是一樣的，就是前額有一排瀏海，頭上兩邊有兩抓鬏。只有在古代女子到了來月經以

後，才會把頭髮盤上去，媒人或外人看到，就知道這家的女孩子已經成熟，這樣就可以到這家來求婚或派媒人來提親。女子一般是從來月經的那天算起，一年頭上多插一根簪子，這叫做「數齒」，以簪子數說明之。

由於男孩子看不出哪天成熟，所以古人就將男子 20 歲定為成人，並要給男孩行成人禮「冠禮」，從這一天起，就叫「丈夫」。這一天，將頭髮拿一根簪子簪起來，再戴一頂帽子，告之已經成人了。古代行冠禮的意義，在於從 20 歲開始，就要承擔起社會職責，就要承擔社會義務了，就應開始對自己有所約束了。在這天，古人還會做一件事情，那就是在這個男孩原來「名」的基礎上再起一個「字」。古代成人之間都是互相稱字，而不直呼其名，直稱名是對人的不尊重。20 歲，對個人而言，就是你要承擔起傳宗接代的責任。

對於這種說法，可能有人會質疑：男女必須相差十歲方可結為夫妻嗎？這是站在中醫的角度上來談的。中醫學理論認為：男子到了 8 歲，性功能開始萌動，16 歲陽精開始滿溢；女子 7 歲時陰血開始上升，14 歲開始出現月經。男精女血，都是由平日飲食各種各樣食物的精華生化

而成的。男女性功能開始萌動時，身體發育加快。換牙，頭髮加黑，筋骨也變得強健起來。智力的發展，這時更是迅速。

到了男精女血滿溢的時候，性功能也便步入了成熟期。如果男子陽道不滿，精道未通，便與女子交台，迫使精道開通，因爲身體尚未發育完全，日後會得難以預料的疾病。如果生子，還會影響後代的智力。如果女子從來月經之日始不到十年就想與男子交合，那將會發生性心理紊亂與性功能失調。失調的結果，舊血不出，新血誤行，不僅會影響身體健康，而且會影響生育。

在古代，雖然認爲男子十六歲就能生育，二十歲成人，但卻提倡「男子三十而娶」，他們認爲如果男子早娶，就等於過早的破精，這樣對身體不利，這就是古人所說的「慾不可早」的道理。

因此古人對剛過二十歲的男子，還用一個詞就是「弱冠」，是告訴你，還沒有到四八三十二歲，還沒有到筋骨豐隆盛實，肌肉豐滿健壯的狀態，還沒有到脾腎運化功能達到頂峰的時候。弱冠期間，就不要去完成身體所難於承受的事情，就不要過早的消耗自己，也就是慾不可早；所

以古人提倡晚婚。

「弱冠」期間培養自己的心性，培養自己承擔社會義務的能力和心態是最重要的。古人對於弱冠期間的男人，雖然行了冠禮，但還是提倡三十而娶，認爲到了三十歲，你的身體已經壯盛，你的生理和心理都已經成熟，再娶妻生子比較適宜。

慾不可早，遲就好嗎？也不見得，大體有個年齡界限。明代養生學家萬全指出：男性超過五十歲，體力漸衰，如果強行求歡，那將會嚴重地影響身體健康，誘發種種疾病的發生。事實證明，古人養生保健的思想，是順應人的生理結構及功能的，是經過幾千年時間考驗的，所以我們現代人也應盡可能的遵從。

說了房事比較大的幾個宜忌，也大可不必莫名地緊張，更無須因此而絕慾斷性。否則也是大傷。正如《玉房秘訣》中指出「男女相成，猶天地相生，天地交合之道，故無終竟之限；人失交接之道，故有夭折之漸，能避漸傷之事，而得陰陽之術，則不死之道也。」

可見，男子精盛則思室，女子血盛而欲動，婚配行房乃機體成熟之需，就好比是天地相合一樣，禁慾則是一種

違背了陰陽之道的做法。中年以後喪偶者，常出現早衰、速亡的現象，這與精神及生理上的雙重失衡密切相關。所以，慾雖需節，但亦不可絕。

第二講

生態養生：
健康來自原生態

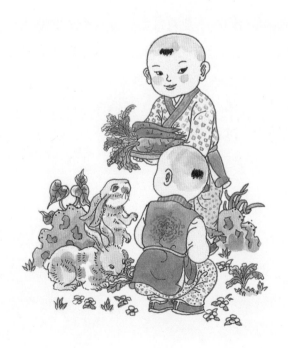

　　自然界有四時陰陽的生、長、收、藏的規律，而人的生命也有生、長、老、亡的變化過程。因此人的生命與自然界的變化息息相通，這也是我們說的「天人相應」養生大道。

　　假如說一個人，能對自己的日常生活安排得科學合理，能夠養成合乎人體生理的作息規律與習慣，則可以達到祛病強身、頤養天年的目的。

　　反之，貪圖一時的享樂，任憑自己的嗜好放縱自我生活的節度，違背了自然規律，則會倒致精神委靡，加速生命老化的過程。

道家自然養生啟示

順應自然，天人合一

戰國時期，有一個年輕人，自認為射箭功夫是天下無雙，但是師爺甘蠅笑著說：「真正的射手是不用弓箭的。」說完師爺做了個射箭的動作，手指指尖正指向天空中飛行的一隻小鳥，小鳥應聲墜下，師爺拿起鳥，吹了口氣，小鳥又突然飛向了空中。頓時，年輕人被眼前的這一幕震驚了，決心跟著師爺學箭。這一學就是十年。十年來，這個年輕人逐漸變得平和恬靜，穩重淡泊。從那以後，再沒有人看見這個年輕人射過箭，但他住的房子卻箭氣沖天，連最兇猛的鷹都不敢從他的房上飛過。

這個故事告訴我們的一個道理：「當你真正成為自然

的組成部分時，自然的力量才眞正屬於你！」正如眞正的拳師是在用心打拳，眞正的書法家是用心在寫字。

道家一個重要的養生理念「順其自然」！道家是非常講究「天人合一」的，在道家看來，每個人都是一個小宇宙，各有自身的獨到之處。而每個人又都或多或少，接受著來自自然和大宇宙的資訊和靈感。當人體的小宇宙與自然的大宇宙十分吻合，毫無偏差的時候，也就是天人合一的最高境界。

老子強調：「人法地，地法天，天法道，道法自然。」道，就是規律。一定時空下的規律，不是永恆不變的。一般來說，將水加溫到 100℃時沸騰，可是在喜馬拉雅山上，水溫 70℃即可沸騰。道法自然中的「自然」二字，指宇宙的大規律，大到無窮，小至無影；而我們亦能隨時體驗到它。

順其自然不是做自然的奴隸，是做自然的主人

不是消極被動，是積極主動；不是淺嘗輒止，而是諳熟眞知；不是放任自流，是規規矩矩；不是苟且偷生的人生態度，而是嚴肅認眞的人生哲學。表現在養生方面，主要有兩層含義：

●順乎天地自然界，四時八節的冷熱氣候變化，其中包括不測的颶風、暴雨、乾旱、雷電、地震、洪澇、海嘯等異常情況，都得及時地採取與其相適應的措施，以利對身心的養護。

●認識並掌握人與天地自然界的規律，包括人與社會之間的規律，按自然之理照規律攝生養體。比如冬天了，有的動物會冬眠，有的會換上厚厚的皮毛過冬。春天的時候，大地回暖，動物開始覓食。夏季是所有生靈最活躍的季節。秋季是忙碌儲存食物的時候。動物比人更懂得順應自然的生活，牠們是天生的養生家。只要我們按照動物的生活方式來生活，就算是正確的養生之道了。

辟穀，不同尋常的「饑餓養生術」

說到辟穀，人們往往覺得頗為神秘，辟穀實際上是道家的一種修鍊方法，也稱「卻穀」、「斷穀」、「絕穀」等，即不食五穀和肉類，但要服食藥餌，兼行氣、咽元、導引等功夫。雖然辟穀並不能令人超凡成仙，但對於養生卻有非常重要的意義。

中醫認為此舉有助於清理腸道，排除毒素，所謂「腸

要常清，飯前腸鳴」；「欲得長生，腸中常清」；「欲得不死，腸中無滓」……就是說，腸胃如同倉庫一樣，舊的貨物積累過多，勢必導致新的貨物無法進入。積滯在腸胃中的食物，也會如同倉庫中的積貨一樣，腐爛變質成毒，最好的辦法是停食或少食，所以辟穀在清理腸胃、斷絕污穢之物方面確實有著十分重要的意義。

「餓透」法

我非常願意給大家推薦一種與古之辟穀法頗為相似的療法──「餓透」法。據悉，日本的一些心理學家通過研究發現，餓透對神經官能症、早期高血壓、低血壓、單純性肥胖、神經性厭食，都有一定的療效，有這類疾病的人不妨一試。做法是：

- 每週或定期選擇一天，最好是休息日，這一天可以睡到自然醒，起床後飲白開水或淡茶，對全身「管道」進行一次沖刷式的大掃除，直到饑餓感強烈襲擊了你，才去進食少量的流質或半流質食物，之後進入午休。

- 最好能一覺睡到錯過晚飯時間，起床後以白開水充饑後，如果實在忍受不了，可以喝少量流質食物，

再對全身管道進行第二次沖刷，其間可以做任何事，除了吃東西。

● 到大約晚上點左右，即可以睡覺。「餓透」法，不但可清除腸胃中的殘渣，還可以使肢體的血管得到清洗，全身會有明顯的輕鬆感。

由此可見，辟穀不只有世外高人才能做到，普通人也一樣可以嘗試。

呼吸吐納，擷取大自然能量

據說一般人可以七天不吃飯，三天不喝水，但我們想想，可以幾天不呼吸呢？恐怕幾分鐘不呼吸就不行了！也許你會覺得，呼吸是人本能，生來就會的。其實不然。不信先來做個測試，請在原地坐下或站立，深深吸一口氣，緩緩呼出。

吸氣的時候，身體哪個部位擴張了？是胸腔還是肚子？如果是胸腔，那麼您就和大多數人一樣，方法錯了。在中醫看來，你的精氣尚未被提上來。所以久而久之，便有患病的可能。

中醫認為，人的精氣藏在腎中，腎居下焦，就像井水

下行，潛藏在深深的地下一樣。井水下行後又能向上，主
要是依靠汲水器上的繩索。精氣下行後而又能向上，是依
靠呼吸。呼吸的作用，就像用來汲水的繩索一樣，汲水的
繩索長，那麼打水就能下行到水裡後做上升的功；汲水的
繩索短了，那麼打水的器具還不到井沿就功敗垂成了。

　　練就成呼吸深長：能夠讓氣貫徹腳底湧泉穴，再上貫
口腔，其精華常常能夠周流全身。倘若呼吸短促：氣運行
到半路就停止了，則不能充盈其身，於是發生疾病。莊子
說：「古之眞人……其息深探。眞人之息以踵，眾人之息
以喉。」眞人之息以踵，就是呼吸的氣要下行到腳；以喉，
就是氣的出入只在喉部而已。所以，正確的呼吸方式是
──深呼吸。

　　呼吸不僅僅與腎有關，脾爲正氣之源，肺爲衛氣之
本。因此呼吸的正確與否，也會影響到脾與肺的健康。道
家還認爲心臟健康與否，也與呼吸有關。心臟的跳動本身
就是一種自然呼吸，我們仔細琢磨，心臟一開一合，一張
一弛，一發一收，是不是很像在呼吸呢？

肌膚的好壞，與呼吸有莫大的關係

　　根據肺主皮毛的觀點，每一個毛孔都是肺的開竅之

處，都在呼吸。毛孔是我們身上的皮膚維護站，三步一崗，五步一哨，時刻通過細微的呼吸與外界交換物質，排出廢物。只有肺系統工作正常，毛孔才能工作正常；只有每一個毛孔都好，皮膚才能好。所以，皮膚好，在某種程度上意味著呼吸系統很健康。

現代女性很注重自己的皮膚，什麼東西都敢往臉上抹，但那都是表面的保養，如果眞的要獲得「由內而外的美」，保持呼吸的順暢，是關鍵因素之一。來教大家幾種常見的呼吸方式：

● 腹式呼吸

這種呼吸是對胸式呼吸的一種輔助，適用於任何人。人類在進化過程中，在沒有站立起來行走之前，也就是說在爬行階段，是以腹式呼吸爲主，自從人類能站起來之後，胸式呼吸取而代之，腹式呼吸就退化了。腹式呼吸的方法：

把氣深吸到腹部，鼓起小腹，最後引氣沉於下丹田（在臍下 3 寸）。停頓幾秒鐘後，再把氣從鼻孔呼出即可。

● 閉氣呼吸

這種主要用於練肺活量，其方法是：把氣深吸入肺

後，儘量閉氣，然後大喘氣。閉氣呼吸古代養生家稱之爲
「胎息功」。就是閉氣後在意念的指引下，把氣從千千萬萬
個皮膚孔竅（小毛孔）透出，就像胎兒呼吸一樣。目的在
於打開皮膚氣孔，開放微循環。

閉氣功的作用有三個：第一，練肺活量；第二，練習
無氧呼吸，可以加強無氧代謝，鍛鍊在低氧狀況下人體的
承受力；第三，打開微循環，有利於氣血運行。

這兩種呼吸方式只要有空，可以在任何時候練習，上
班路上、每餐之前、運動的時候都可以進行，不會佔用寶
貴的時間，非常適合於想鍛鍊，卻又苦於沒有鍛鍊時間的
人，用作養生之用。

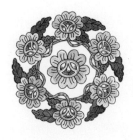

養生跟著月亮走

月亮盈虧影響人體健康

月落烏啼霜滿天，江楓漁火對愁眠。姑蘇城外寒山寺，夜半鐘聲到客船。

明月幾時有，把酒問青天，不知天上宮闕，今夕是何年……

美麗的東西總要令人忍不住駐足多看幾眼，古今中外的文學作品中，借月而抒發的詩作不勝枚舉。實際上，月亮不僅僅出現在我們的文學著作中，在醫學著作中，同樣不乏月亮的身影。《黃帝內經》中有「月始生，則血氣始精，衛氣始行；月廓滿，則血氣實，肌肉堅；月廓空，則肌肉減，經絡虛，衛氣去」的記載，是說月圓時，人體氣

血比較旺盛，而月缺時，人的氣血較虛。所以，月亮盈虧變化直接影響到人的氣血、經絡之氣的盛衰，這種變化對防病治病和養生保健，具有奇妙的效果。

月亮還被尊奉為生育之神，並與「七」字有著神秘而微妙的關係，月亮的光華為七日變更一次，分別為晦日、朔日、弦日、望日；七是個不可再分的質數，四乘以七為二十八，是陰曆的一個月，正好與女子的月經週期相吻合，女子二十八天來潮一次，所以稱之為月經。

女性朋友在妊娠的時候，到 126 日的時候開始胎動，即七乘以十八；胎兒離開子宮可以存活下來，早產兒具有了生存能力的時間，是受孕後 210 天，七乘以三十；分娩期是 280 天，七乘以四十。

女子七歲，腎氣盛，齒更髮長；二七而天癸至，任脈通，太沖脈盛，月事以時下，故有子；三七腎氣平均，故真牙生而長極；四七筋骨堅，髮長極，身體盛壯；五七陽明脈衰，面始焦，髮始墮；六七三陽脈衰於上，面皆焦髮始白；七七任脈虛，太沖脈衰少，天癸竭，地道不通，故形壞而無子也。

就是說女性朋友每七年轉一圈，二十八歲是女性的頂

峰年齡，二十八歲之體能是一直往上走，過了二十八歲就往下走。三十五歲陽明胃脈，開始衰退，胃經是一條從頭到腳，且經過面部的經絡，所以陽明經衰退後，再美的女性便都開始有了皺紋。至於其他後面的內容，同樣的道理，就是說，女性的生理變化以七為週期，與月亮的變化完全吻合。

這些數字，很難說只是一個偶然的巧合。顯然，月亮與女性的生育存在著一種息息相關的聯繫。現代醫學家們研究出的結果，與我國傳統看法幾乎是完全吻合的，現代研究證實：

多數女子月經週期與月亮盈虧呈同步反應

朔日（農曆初一）開始來潮，望日（農曆十五或十六）開始排卵。而在與月亮盈虧週期相反的時間裡懷孕者（即月圓時來月經，月虧時懷孕），異位妊娠（子宮外孕）的發生率相對就高。在月圓時受孕的，妊娠正常，生的孩子健康；月虧時受孕的，易發生子宮外孕、流產、早產，並易出現胎兒發育不良。

由此可見，月亮的圓缺隨著時間的變化而影響著我們的身體，養生時一定要注意月亮的這種變化。有個故事

說，一位勤勞的農民，從自己的菜園中收穫了一個很大的南瓜，他又驚又喜，把這個南瓜獻給國王。國王一高興，賜給農民一匹駿馬。這件事很快便傳開了。一個財主心想：獻一個大南瓜，就能得到一匹駿馬，如果獻一匹駿馬，國王會賜給我什麼呢？於是財主便向國王獻了一匹價值連城的千里馬。國王很高興吩咐：「就將那個農民獻給我的南瓜，賜予這個獻給我駿馬的人吧！」

月亮就像是這位國王，他的獎賞標準每時每刻都在變化中。我們看準最佳時機進行養生，就會獲得「用一個南瓜換取一匹駿馬」的收穫。相反，如果我們養生的時機不對，就會落得「用一匹千里馬，換取一個南瓜」的結果。所以養生也應該遵循「跟著月亮走」的原則來進行。

月缺無光時，當補氣養血

在月缺無光時，是朔日，也就是陰曆三十、初一、初二這三天，在這個階段，要特別注意補養氣血。大家看看月亮是一個什麼狀況？月缺無光，這個時候體現出來的氣候特點就是白天陽氣漸弱，夜晚陰氣漸虛，反映到人體的健康上，這個時候人體的抵抗力往往較其他時間下降了許

多，因此此時屬於氣血虧虛的階段，應注意補氣養血。

這一點，從臨床的統計也得到了證實，在月缺無光的時候，往往風濕性心臟病、肺心病、冠心病、心絞痛、心肌梗塞、腦梗塞出現發病的情況。如果已經患病的，這個時候往往會有一個加重的表現。有句話叫月黑風高殺人夜，聽起來挺嚇人，不過確實在這個月黑風高的時間段裡，無論是針對患有上述疾病的人，還是從養生的角度來看，都要注意及時添加衣物，不要吃寒涼食物，可適當進補點補氣生血的藥膳。

茉莉烏雞湯是個不錯的選擇。為什麼要選用雞來與茉莉配伍呢？因為雞肉入肝經，具有補肝血的作用。所以女人產後要燉一隻雞來進補。來例假，流失很多血時，吃烏雞白鳳丸來補肝血。

傳說，當年神醫華佗為自己的母親診病，診斷為將不久於人世，只好以人參湯來延續幾天生命。這期間，他的母親要喝一點雞湯，買來的雞白毛、鳳頭、皮骨都是黑的，和人參湯一起喝了，重病竟意外地好了。華佗從中受到啓發，用這種方法治好了許多患同樣病症的人。

中醫認為：烏雞氣味甘、微溫、無毒，有補中止痛、

滋補肝腎、益氣補血、滋陰清熱、調經活血、止崩治帶等功效。特別是對婦女的氣虛、血虛、脾虛、腎虛等症以及小兒生長發育遲緩、婦女更年期綜合症等尤爲有效。現代醫學研究認爲烏雞含有人體不可缺少的氨基酸，能調節人體免疫功能和抗衰老。

烏雞雖然營養豐富，但多食能生痰助火、生熱動風，故體肥、患嚴重皮膚疾病者，宜少食或忌食，患嚴重外感疾患時也不宜食用，同時還應忌辛辣、油膩及菸酒等。烏雞是非常合適與茉莉花配伍的食物之一，茉莉花具有和中理氣的特點，與烏雞相配，自然是非常有助於人體防病健身。特別是對有貧血症狀的患者尤其適用。

茉莉烏雞湯

- 烏雞的雞胸肉 150 克，茉莉花 10 朵，雞蛋 1 枚，只取蛋清。

- 烏雞湯、鹽、味精、料酒、蔥、薑、太白粉、胡椒粉各適量。

- 將雞胸肉洗淨，切成小片；茉莉花擇去梗，洗淨；雞蛋取蛋清；蔥、薑切末，待用。

- 將雞片用鹽、料酒、味精、蔥末、薑末、蛋清、

澱粉、胡椒粉調勻。

- 雞片放入鍋中燙熟撈出，放入碗內，茉莉花放在雞片上，沖入烏雞湯就可以了。

不僅通過食療可以調補身體，還可以過鍛鍊，達到扶正固本的目的。比如，可以在陰曆三十、初一、初二這三天日出時分進行鍛鍊，做法是：

- 剔除心中的雜念，面向太陽。
- 兩腳分開與肩同寬，像「站似一棵松」，靜靜地矗立。
- 調勻呼吸，以泰山壓頂不動搖的心態，微垂眼簾以能望見一線柔和微紅的日光為宜，
- 在呼吸的吐故納新之中，一個氣交丹田為一次，如此循環往復九次氣交即可。

月圓漲潮時，注意宣洩情緒

望日（陰曆十四、十五、十六）之時，屬於月圓漲潮，人的血氣很容易上浮，陽氣升發太過，就會出現頭脹頭痛、面紅目赤、急躁易怒、出血等症狀。

從臨床的統計來看，這個時候高血壓及上消化道出

血、腦出血等疾病的發作比較多，而本身具有這種症狀的人，往往在感受和實際情況上，都要比其他時候表現得更加嚴重，而在這幾天的上午和中午特別明顯。

在月滿的時候，人很容易情感波動，容易引發胃潰瘍、肺結核出血、心絞痛等疾病。精神和心理有病之人，煩躁不安現象也會更加嚴重，意外事故與離奇犯罪行爲發生率也較平日增多。

在中醫看來，皆與肝有關。因爲肝主疏泄，全身氣機的調暢全仰賴肝的疏泄功能，所以頭暈、失眠、口乾、耳鳴、眼睛乾澀、頭痛等症狀，都是肝臟疏泄功能過度亢奮的表現。此時切忌火上澆油，不要吃厚味的食物、不能服用補藥，否則就會像《黃帝內經》中說的那樣：「月滿而補，血氣揚溢」，會加重本身的陽亢之證。

此時可用菊花泡水飲用，或吃一些以菊花爲主的藥膳，菊花屬辛涼解表中草藥，入肺肝二經，具有疏風清熱、清肝明目的功效，還能調理氣血運行，活血通脈、疏通經絡，此時飲一些菊花水，對於疏肝理氣有很好的作用。而患有腦血管疾病的人，在午睡前按摩湧泉穴50-100次，可起到補腎降逆、調血寧神的作用。

　　在月滿的此時，還需注意疏泄自己的情緒，如果愛好文藝，不妨去聽聽音樂，跳跳舞；喜歡體育的，可以打打球、游游泳，藉以鬆弛一下繃緊的神經；或者聽一場幽默的相聲、看看默劇、喜劇電影；如果天生好靜，那也可以讀一讀內容輕鬆愉快、饒有風趣的小說。總之只要可以起到消憂排愁、怡養心神的活動，都是有益於身心健康的。

　　有很多的民間活動，都順應了這種養生原則。比如有些地方有在望日這天比賽放風箏習俗，有些地方在望日這天「放鼠火」，就是在晚上的時候，放火燒田埂上的雜草，用來燒死害蟲的蛋、卵或趕走老鼠等，實際上也是藉此宣洩自己的情緒，讓自己的亢奮得到宣洩。

　　弦日，也就是陰曆的初六、初七、初八和二十二、二十三、二十四這六天，是支氣管炎、肺炎、傳染性肝炎、慢性膽囊炎等感染性疾病易發和加重期，尤其是陰曆月初的下半夜和清晨，月末的下午和傍晚是犯病的危險期。呼吸系統不太好的中老年人，在弦日要扶正氣袪邪氣，防治疾病；加強營養，注意氣候冷熱變化，及時防寒保暖（特別重視背部保暖），儘量不與呼吸道病人接觸。患有傳染性肝炎或者慢性膽囊炎的人，在弦日之前，不要吃油膩肥

甘之物，避免急躁易怒、勞累。

　　總而言之，養生要跟著月亮走，月圓時人要儘量解壓，要養心；月缺時則要提高身體免疫力、注重防病，家中有重病患者，更要細心照料。方可讓天、地、人處於和諧與平衡的最佳狀態。

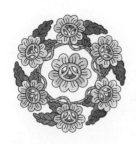

養生跟著太陽走

萬物生長靠太陽，陽虛就用陽光補

　　太陽是地球唯一的能量來源，太陽能夠照耀到的地方就是白天，照不到的地方便是黑夜。太陽給地球帶來溫暖，促大地秋收冬藏；隨著太陽南行，北國就會進入寒冬，大地肅殺清冷，所有的生命，在凜冽的寒風中瑟瑟顫動，冷血動物不得不進入冬眠，樹木脫去綠葉，花草終結其生命……

　　世間一切都隨著太陽的運行軌跡調整著步伐，所有生命的孕育、生長和成熟，均是太陽光合作用的結果，就連煤炭、石油、天然氣以及火電、核電、風力與風力發電等，可以說所有的能源，無一不是太陽能量的轉換與儲

存，正所謂「萬物生長靠太陽」。

　　地球如果沒有了太陽的照耀實在難以想像，月亮將因爲無光可反而不成其爲月亮，星星失去了光源而無法閃亮，我們賴以生存的地球，將是一個黑暗寒冷了無生趣的大冰球，根本不可能有生命的存在，更無從談起鳥語花香，小橋流水人家。沒有了太陽能量的供給，地球生命便失去了生存的基礎。

　　人的生存靠的自然是陽氣！同樣道理，人身因爲有了陽氣，才能發揮調和和防護功能，不然就會招致病邪侵入。《黃帝內經‧素問‧生氣通天論》談到「陰者藏精而起亟也，陽者衛外而爲固也」。由此很容易想到，陽氣不足必生病，哪部分不足，就哪部分生病。

　　比如脾胃陽氣不足，就容易出現食物不消化，便溏腹痛，摸摸肚子會發覺比較涼，這就是陽氣不足。所以陽氣堪稱是一身之根本，是養生保健的根本。

　　陽氣要如何養？天地之間最大的陽氣就是太陽，太陽的變化直接影響著人體陽氣的變化。長期待在辦公室裡的人總是感覺沒有生氣，如果能每天抽時間曬曬太陽，就會覺得整個人精神很多，這是太陽給我們的力量。所以我們

說：「人只有跟著太陽走，才能找到內在的力量。」

　　戰國・列禦寇《列子・楊朱第七》中，曾記載一個故事：宋國有個農夫經常「自曝於日」，並跟鄰居說這叫「負日之暄，人莫知者。以獻吾君，將有重賞」。也許這種做法，在那個時代會被別人恥笑，但從中醫的角度，不失為一個養護陽氣的好方法。

　　像宋代文學家周密，在《齊東野語・曝日》中所言「晁端仁嘗得冷疾，無藥可治，惟日中灸背乃癒」，認為「負暄」不僅可以養生防病，亦可以祛疾。清代醫家趙學敏也在《本草綱目拾遺・火部》中說日光浴可「除濕止寒，辟舒經絡。痼冷，以體曝之，則血合而病去」。

　　但是現在跟著太陽走的人非常少了，古人日出而作，日落而息，作息是跟著太陽走的，太陽升起，他們就醒，太陽落山，就睡。正因為人和太陽保持和諧，所以古人的陽氣非常充足，很少生怪病。但是現代人，每天要起得很早去上班，春夏秋冬都是一樣時間；晚上太陽早下山了，還得加班工作，一天都見不到太陽的臉，導致陰盛陽衰而致病。

　　其次生活習慣也變了，古人是「鋤禾日當午，汗滴禾

下土」，天天頂著烈日在太陽底下幹活，雖然汗流浹背，但是身體陽氣卻很充足；現代人坐在空調屋裡吃著冰西瓜，偶爾出門也要塗防曬霜、撐遮陽傘，唯恐被太陽曬到，所以看那些長期坐辦公室裡的人，總是感覺沒有生氣。如果能每天抽時間曬曬太陽，就會覺得整個人精神很多，這是太陽給我們的力量。

怎麼利用太陽來養護陽氣？最關鍵的一點，就是要和太陽保持相應的節律。一年十二個月，是地球圍繞太陽公轉的結果；一天二十四小時，十二個時辰，是地球自轉的結果，也是跟太陽發生著關係。我們只要跟著太陽的節律，來安排自己的飲食和作息，就算是養生了。

十二時辰的分段養護養生法

在中醫的許多古典著作中，不僅強調一年四季應有不同的養生方法，十二個月應因時而異，而且還提出即使在一天二十四小時之內，也應根據十二時辰的變化，而調節養生的方法。

《黃帝內經》中說：「故陽氣者，一日而主外，平旦人氣生，日中而陽氣隆。日西而陽氣已虛，氣門乃閉。」

意思是在一天之中，陽氣的盛衰是不同的，早晨陽氣生，中午陽氣盛，晚上陽氣虛。在早晨陽氣升起的時候，人們應起床活動，以助陽氣的升發；日暮陽氣收藏的時候，就應及時休息安睡，以利陰氣蓄積。如果違反陽氣運行的規律而任意作息，身體就會衰敗。觀察《黃帝內經》中的這個養生思想，不難發現，其核心是太陽的節律，所以十二時辰養生，就是按照太陽的節律來養生。

接下來就從子時開始講起，細說十二時辰的養生規律。

子時：膽

大家應該不會陌生，因為在講到子午覺一節的時候我們已經講到過了，子時是指夜裡 23 點到次日凌晨 1 點。這個時段應該是一天當中最黑暗的時候，陽氣開始升發。《黃帝內經》裡有一句話叫做「凡十一臟皆取決於膽」。這就是中醫裡說的「子時，膽經當令」。

意思是說身上另外十一個臟器，都取決於膽氣的升發，如果膽氣能升發起來，人體就會很好。子時經脈運行到膽。如果因熬夜，而錯過了這個時間的睡眠，膽就得不到充分的休息，所以，常常熬夜的人就會出現皮膚粗糙、

黑斑、面色發黃等健康問題。

　　大家回憶一下，吃過晚飯八九點的時候，在做什麼？很多人就會發現，八九點的時候，如果沒有什麼事情可做的話，就會昏昏欲睡，但是，一到十一點，就會清醒了。所以現在也有很多人習慣在十一點以後工作。這種現象其實就是子時陽氣升發的寫照。但是因爲是剛剛開始升發陽氣，還很微弱，所以，要對陽氣進行保護，睡覺就是最好的保護。

丑時：肝

　　是指凌晨 1 點 -3 點，這個時候是肝經當令的時間。肝主升發，經過子時，丑時陽氣開始升發起來。肝臟要解毒、要造血，就是在這個時候進行，所以半夜裡，大家千萬別再去酗酒，也不要再沉迷於未完成的工作了。

　　身體就像機器一樣，也需要定時的休息和維護。當養肝的時候，就應該準時去睡覺，讓肝正常地去工作。如果大家不遵循這個自然規律，不給身體喘息的機會，就容易生病。

寅時：肺

　　是指凌晨 3 點 -5 點，肺經當令。正常來說，應該是

我們深度睡眠的時間。但經常熬夜的人就可以發現，一般熬過一兩點，到三四點鐘就最難熬，因爲這個時候爲肅降之氣運行的階段，要是再熬，對人體的傷害更大。如果你在這個時間段，突然醒來或者是出現大汗淋漓的現象，那就是你身體不好的信號，最好趕快去看醫生。

從 3 點 -5 點這個時候開始，人體的氣血，開始重新分配，心需要多少，腎需要多少，這個氣血的分配是由肺經來完成的。這種重新分配的過程，一定要在深度睡眠當中來完成，如果這個時候醒來，就說明氣血量不足了。

寅時，我們身體各部位都開始由靜轉動，各部分對血、氣的需求量都開始增加。這個時候，氣血統注於肺經，而且它主肅降。一旦「宣發」、「肅降」失職，就會造成嚴重的後果。身體各部對氣血需求量的增加，相應地就會加重心臟的負擔，這就是許多心臟病患者死於凌晨三四點的原因。

卯時：大腸

指早晨 5 點 -7 點，這個時候是大腸經當令。大腸精氣開始旺盛，此時是飲水的最佳時機，大腸一鼓動，再加上早上一杯水的幫助，大便就下來了。要是有便秘習慣

的，起床後喝上一杯清水，效果會更加明顯。如果在卯時沒有上廁所的習慣，往後也應該慢慢養成這種習慣。

辰時：胃

上午 7 點 -9 點，這個時候是胃經當令，且天地陽氣最旺，進食最容易消化，所以辰時是一個吃飯的時間，有朋友說爲了減肥就不吃早餐，絕對是一個謬論。此時胃的力量最大，打磨食物的能力最強，九點以後，脾經值班。脾經負責把食物變成精血，然後輸送到人的五臟去，所以早飯吃得再多也不會發胖。

巳時：脾

上午 9 點 -11 點，是脾經當令。脾是主運化的，剛剛吃過的早飯，下一個程序就該輪到消化和吸收了，脾就是負責這個環節。因爲有了充足的營養，所以這個時候，是大腦最具活力的時候，巳時也被人們稱之爲工作學習的第一個黃金時間。

午時：心

中午 11 點到下午 1 點，這個時候是心經當令。午時陽氣最盛，吃完午飯稍事休息繼續工作，這個時候也較能提高效率。如果屬於陽虛體質，在這個時間段飽飽地睡上

一覺，是最養陽氣的。正常人在午時小睡半小時，也有利於養養心經。不過，睡午覺還有一點需要注意，最好是平躺了睡，這樣可以讓大腦和肝臟得到血液，有利於大腦養護。

未時：小腸

下午 1 點 -3 點，屬於小腸經值班。這個時段，吃過的午餐由值班的小腸負責吸收。《黃帝內經》中認為小腸經是「受盛之官，化物出焉」，這說的是小腸主吸收。因此，距離小腸經當令的未時，最近的這頓中午飯，就顯得尤為重要了。午飯一定要吃好，不見得多，但是營養價值要高而豐富，且要易於被人體吸收。

當小腸經把食物裡的營養都吸收得差不多了的時候，就把這些營養物質都送到血液裡。很顯然，這個時候血液的濃度就會突然地加大了很多，血液濃度一大，運行就會受到阻礙。所以，這個時候，我們就需要一杯水來稀釋濃度不斷增加的血液，這樣能很好地保護血管。

申時：膀胱

下午 3 點 -5 點，這個時候是膀胱經當令。到了下午 3 點，很多人精神又來了。因為，小腸已經把午飯的營養

都送到了大腦，所以，這時候大腦的精力很好，大家如果抓緊時間工作的話，這個時間段的工作效率會非常好。但是，如果在這個時段，還特別犯睏或者是後腦疼的話，那就有可能是膀胱經出現了問題，得找找中醫看看出了什麼問題。

酉時：腎

下午 5 點 -7 點，這個時候是腎經當令。一說到腎，很多人就伸長了耳朵，睜大了眼睛。為什麼要這麼關注腎呢？腎主藏精。中醫稱「腎為先天之本」。所謂的先天，就是指腎所藏的精。精有兩個來源：一個是來源於父母，另外一個就是來源於飲食營養。

來源於父母的腎精，主要作用是促進人體生長發育。如果後天腎精不足，會導致全身營養失調，體弱多病。大家在平時要多注意不傷腎。有的人可能在酉時發低熱，這屬於腎氣大傷的現象。發低熱就代表你氣血水平很低。尤其是在酉時發低熱，就更能說明氣血不正常，應該補充氣血了。

小米粥具有氣血雙補的功效，為什麼生完小孩要喝小米粥？為什麼久病的人和大病初癒的人要吃小米粥，而不

是吃大魚大肉，就是因為小米粥具有氣血雙補的功效。每天在酉時喝上一杯水，這樣可以清洗我們的腎和膀胱，讓我們遠離腎結石。

戌時：心包

晚上 7 點 -9 點，這個時候是心包經當令。心包是心臟外膜組織，主要是保護心肌正常工作。這個時候是一天當中的第三個黃金時段，這個時間可以學習，可以去散步、去鍛鍊身體。但是當心包經值班時間快結束時，需要再喝杯淡茶水或者是水，讓你的血管保持通暢。

亥時：三焦

晚上的 9 點 -11 點，是三焦經值班。這時候應該休息，準備睡覺或者是夫妻融融最佳時間。到十點半，就一定要上床了。

至此十二時辰養生全部介紹完，實質就是「日出而作，日入而息」，只要跟著太陽的腳步走，健康就一定會跟著你走，一直走到「天年」那一天。

二十四節氣的「二至、四立」養生法

「春雨驚春清穀天，夏滿芒夏暑相連；秋處露秋寒霜

降，冬雪雪冬小大寒。」這是古代人民在不斷的實踐中，總結出來的二十四節氣。

當初他們就注意到在不同的氣候中，同一時間太陽位置的高低不同，於是他們在地上立了一根竹竿，觀察竹竿影子的長短變化，取中午竹竿影子最短的那一天爲「夏至」，取竹竿影子最長的那一天爲「冬至」。逐漸又發現在春秋兩季各有一天晝夜長短相等的時候，便又定爲「春分」、「秋分」，由於二分二至，相隔的時間太長，無法滿足生產上的需要，又陸續制定了其他的節氣。

秦代時已制定了立春、雨水、立夏、小暑、立秋、處暑、白露、霜降，到了兩漢時期，二十四節氣已經全部確定並和現在的二十四節氣完全相同。實際上，二十四節氣不僅能準確地反映物候變化，指導農事活動，同時還可用於養生保健，因爲人是自然界中的一粒微塵，時刻都受自然的影響。

節氣的變化對人的影響是顯而易見的，在傳　的中醫經典《素問‧六節臟象論》中「黃帝問曰：……願聞何謂氣？請夫子發蒙解惑焉。」岐伯曰：「此上帝所秘，先師傳之也。」帝曰：「請遂聞之。」岐伯曰：「五日謂之候，

三候謂之氣，六氣謂之時，四時謂之歲，而各從其主治焉。」

　　從「五日謂之候，三候謂之氣，六氣謂之時，四時謂之歲」這段話裡，可以清楚地看到這個氣，指的是二十四節氣。可見要養生，跟著節氣走就對了。尤其是四立和二至，對養生保健尤爲關鍵，須引起足夠的重視。且從立春開始講起，來談談二至四立養生法則：

立春

　　每年的農曆 2 月 4 日，就是立春，立春是二十四節氣之首，也是春天的開始。春氣與肝氣相通，肝主疏泄，這個疏泄指的就是隨著春氣的來到，肝氣引導氣血從裡向外調動的作用。中醫認爲「肝喜調達而惡抑鬱」，調達，就是指像樹一樣喜歡不受約束地生長，而不喜歡受壓抑。所以春天到了，人也要保持愉快的心情，穿著寬鬆舒適的衣服，去戶外散步，這樣才與大自然升發的春氣相呼應。

　　初春在飲食上要多吃一些有升發作用的蔬菜，如各種豆芽、豆苗、芹菜、韭菜、韭黃等。中國文字是內含智慧的，「蔬」上面是個草字頭，下面是個疏通的疏。初春的飲食強調多吃一些有升發作用的蔬菜，就是爲了有助於氣

血向外走，讓輕清之氣向外散發。

春分

春分節氣是一個很美的節氣，就像一隻剛剛孵化出來的小雞，羽翼毛茸茸，氣候宜人，給人一種愉悅，前途光明的信心。因爲春分節氣是二十四節氣中唯一一個陰陽均分，同時陰氣猶存，陽氣漸盛的節氣。所以大家要記住春分節氣最大的特點「陰陽平衡」。

春分舒服，並不是說舒服就不需要養生，實際上春分至小滿的氣候，特徵是以風熱爲主，在氣候影響下，容易肝氣上炎，心火過亢。按五臟與五行的對應關係來看，心屬火，肺屬金，肺陰不足的人，就容易火燒灼肺金，表現爲發熱、咳嗽、咽喉紅腫疼痛等症。

在飲食上要注意不飲酒，不食辛辣、刺激、味重的食物，多食五穀雜糧和時令蔬果，在菜品和水果的選擇上，多以性平，性涼，清泄心火、滋養肺陰的蔬果爲主，還應根據個人體質辨證而定。

立夏

每年的 5 月 5 日或 6 日，是二十四節氣的立夏，立夏標誌著夏季的開始，也是一個很重要的節氣。民諺說：

「立夏看夏」、「多插立夏秧，穀子收滿倉」……就是說立夏節氣期間的辛勤，決定了整個夏天的收成，所以立夏養生也決定著一年的健康。

從立夏開始，炎熱的天氣，使人容易出汗，鹽分損失多，可以多吃一些鹽以固本。涼菜裡可加些醋，醋屬酸味，酸主收斂，可固表。從陰陽學角度來講，夏日心旺腎衰。切不可貪涼，不可過食冷飲，否則必定傷脾。

尤其是一些小孩，家長也不懂得養生，一味讓小孩隨意吃冷飲、生果等，時間久了則要出問題。冬瓜、烏梅不適合冰鎮。按中醫解釋：「腎無心之火則水寒，心無腎之水則火熾」，心腎要能相交。多吃青菜粗糧，冷食瓜果要注意。多吃清暑益氣生津之物，暑熱易傷津耗氣，往往有不想吃東西的感覺。氣血是春夏往外走，秋冬收進來。

夏至

每年的 6 月 21 日或 22 日，是二十四節氣中的夏至，和冬至一樣，夏至是一個必須引起高度重視的節氣，因爲一個是最冷時段的開始，一個是最熱時段的開始，也就是老人和體虛之人常熬不過去的時候，因此必須要在此時做好防護工作。夏至相當於一天當中午時，所以就應該多休

息，對人來講，相當於睡子午覺的功用。

立秋

老北京有一句話：「秋風起，吃涮羊肉去。」因為羊肉是溫性的，具有很好的滋補作用。秋天是主收的季節，人的氣血都到裡面去了，吃一點羊肉、牛肉這些滋補的東西，就能夠充分的運化、轉化成你需要的氣血，為來年的春天做準備，立秋之後可適當進補。

秋分

春分和秋分的時候，是人的氣血一半在外邊，一半在裡邊，所以春分和秋分，應該出去活動，春分的時候多活動，有利於氣血從裡面向外邊走，秋分多活動，有利於氣血往裡面走。

立冬

是冬季的第一個節氣，冬季養生首重「養藏」，順應自然界的變化潛藏陽氣。此時起居方面要適當調整，做到「早臥晚起，必待日光」，既保證充足的睡眠，又有利於陽氣的潛藏，陰精的蓄積。飲食方面，立冬時心肺氣弱，腎氣強盛，飲食宜減辛苦，以養腎氣。

冬至

相當於晚間的子時，這是一天中陽生始發，陰陽交替的時段。「起居有常，養其神也，不妄勞作，養其精也」，冬令時節若能合理安排起居作息，就能保養神氣，勞逸適度可養其腎精。儘量做到「行不疾步、耳不極聽、目不久視、坐不至久、臥不極疲」。

冬至前後睡好子午覺，在養生學中特重要，除了保證夜間睡眠，午飯後可適當打個盹兒，但要避免睡時著涼。要注意防風防寒，冬至節氣宜在白天多曬太陽，以利陽氣的生長。冬至不宜進行高強度的體育鍛鍊，避免損傷陽氣。可選擇進行太極拳、八段錦等動靜結合的運動。

千百年來人類一直關注太陽，知道什麼時候勤奮快跑，什麼時候悠閒漫步，中醫一直都以太陽的能量為核心，以月亮的能量為輔助，所以太陽簡稱為日，月亮簡稱為月，後來的造字者為了對稱和協調，為日、月增加了偏旁，成為了陽、陰，於是以「陰陽」為核心的理論，統攝了整個中醫體系。明白了太陽與月亮的運行原理，並付諸實踐，就能稱得上是半個養生專家了。

第三講

體質養生：
根據體質養生不生病

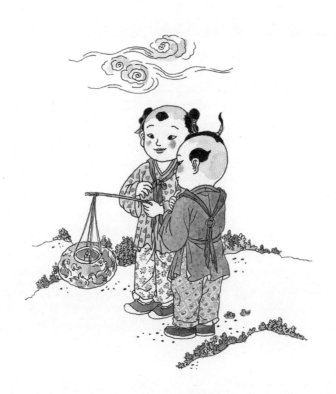

　　世上沒有兩片完全相同的葉子，同樣世上也沒有兩個完全相同的人。

　　由於居住環境、飲食習慣、個人體質、個體性格的不同，每個人的身體狀況各有各的樣，沒有任何一個具體的養生方法，能夠適用於所有的人。

　　因此要學養生，應該根據自己的體質、體能的不同，選擇屬於自己的養生方法。

陽虛體質火力不足

陽虛體質的自我判斷與危害

所謂「龍生九子，各有不同」。有的人永遠怕冷，一年四季手腳冰涼，而有的人總是喊熱；有的人體型肥胖，喝涼水都長肉，而有的人則吃不肥；有的人動輒感冒，有的人容易過敏，有的人則易出汗、易疲勞。這些巨大的差異都是因為我們的體質不同。

說到陽虛，很多人似懂非懂，有朋友就曾經告訴我：「看了不少中醫，有的說是陰虛，有的說是陽虛，給開的藥也五花八門莫衷一是，究竟我是陰虛還是陽虛？」

實際上陽虛體質的判斷非常簡單，我們知道虛就是弱的意思。陽相當於火、能量，所以陽虛就是火弱。就像燒

水做飯一樣，火不夠的狀態無法把飯煮熟一樣。既然是火不夠了，陽虛的第一個特徵也就出來了，那就是怕冷。

第一個特徵：一年四季都怕冷

一般人到了天氣寒冷時才怕冷，但是陽虛的人一年四季都怕冷，即使到了夏季，陽虛的人也不敢穿裙子，不敢搧扇子，總是穿長衣長褲。

第二個特徵：脾胃虛寒

脾胃是運化水穀的地方，脾胃虛寒之後，便會出現完穀不化的情況，所謂完穀不化就是吃什麼拉什麼，即大便中夾雜未消化食物。古人對此現象的產生有一個比喻：食物的消化，就好比要把生米煮成熟飯，胃就好比是煮飯的鍋子，而陽氣就好比是煮飯用的火，沒有火，米就無法煮成飯。所以當陽氣不足時，進入胃中的食物也就無法很好地「腐熟」消化，而直接就從腸道排出。

第三個特徵：經常手腳冰涼

《黃帝內經》說：「四肢者，諸陽之本」，認為四肢是判斷陽氣是否充足的基本部位。

第四個特徵：身體某些部位的不適感

●肺陽虛

最容易表現為過敏性鼻炎，受不了一點涼風，早上起來一開門、一有風，馬上會打噴嚏、流鼻涕，這是肺陽虛的症狀。

● 脾胃虛寒

這類人，表現為不能吃一點涼東西。所有的涼菜不敢吃、海鮮也不敢碰。腸胃不好的人很多都是胃寒，胃熱的情況也有。例如肥厚性胃炎、黏膜增生、淺表性胃炎、胃潰瘍、萎縮性胃炎等。從中醫的角度來劃分，虛寒的多一些，實熱的少一些。

● 女性的生殖系統疾病

比如宮寒症，女孩子的痛經大多都是由寒引起的。除了痛經，還表現為月經量少、面色灰暗、子宮囊腫、卵巢囊腫等，這都是由於寒引起的瘀。男性如果陽虛的話，就會表現為性功能低下，陽痿、早洩。

第五個特徵：抵抗力下降，出現反覆外感

陽氣不足人的抵抗力下降，可以出現反覆外感，這種人一年四季感冒不斷，任何一種流感出現，他都難以逃避。

第六個特徵：關節疼痛

由於陽虛不能溫養四肢經脈，還可以出現經脈氣血運行不暢，阻滯不通的變化，從而出現關節疼痛。

第七個特徵：五臟陽氣衰弱、功能低下

陽氣的虛少，還可表現為五臟陽氣衰弱，可以出現五臟功能低下，五臟氣虛的症狀，像肺心病、冠心病等，一般都是陽氣衰的表現。人們最畏懼的惡性腫瘤，《黃帝內經》在經文中就已經明確提出，腫瘤（癥瘕）的發生，雖然有情志鬱結、飲食內傷、勞逸失調等眾多因素的存在，但寒邪內侵，導致氣血津液凝聚，是許多癥瘕積聚發生的共有因素。

陽氣虛還會導致人體的很多慢性疾病纏綿難癒，嚴重的嗜寒，就像在我們燃燒的生命之火上，不停地澆冷水一樣，久而久之，這盆火會被熄滅。因此屬於陽虛體質的朋友，需要及時調整自己的狀態，讓自己的「火」旺起來。

戒掉不良生活習慣

如何讓自己的火旺起來呢？最為重要的一點，那就是要改變自己的生活方式，陽虛體質的形成，先天因素僅僅

是很小的一部分，後天因素才是最關鍵的部分。

　　現在人們已經養成了吹空調、電扇的習慣，時間一長就會消耗身體的陽氣；經常吃一些清熱寒涼性食物，尤其是宵夜、冰冷寒涼飲食，久而久之就會耗傷身體陽氣，使體質逐漸變得虛弱起來；還有很多人有熬夜的習慣，除了夜班族之外，很多人經常半夜喝啤酒、K歌、上網、打遊戲、打牌、打麻將，甚至通宵玩樂……這些習慣不僅大大耗傷身體的元陽之氣，而且也影響和阻礙了陽氣的升發。

　　按照中醫養生觀點，子時（晚上 11：00-凌晨 1：00）是膽經當令的時辰，膽經屬少陽經脈，子時正是身體元陽之氣萌發的時刻。此時按時入睡，陽氣才能正常升發，所以熬夜也是導致陽虛的一大禍害。

　　很多人為了保持身材，肉類食品吃得很少，甚至不吃，致使熱量攝取過少；很多女孩子都很愛美，一年四季都穿得很少，夏天在空調房裡也穿得很少，而且怕曬黑，不去戶外活動，不去曬太陽，這樣的話吸入的陽氣自然就不夠了，天長日久，陽虛體質就這樣形成了。

抗生素均為苦寒之性，最易傷脾胃

　　不少人都有一種感受，就是在服用幾天抗生素之後，

都會出現一定的胃腸不適感，胃痛、胃脹、食慾不振、腹瀉等。我們一般會說，抗生素有一定的刺激胃腸的副作用。從中醫角度來講，就是損傷人體的陽氣。因為抗生素有抗菌消炎的作用，均為苦寒之性，口服之後，最易傷脾胃。

　　長期服用、濫用抗生素，對人體的損傷不僅僅是損害肝腎功能，最重要的是傷人陽氣，導致生命力的整體衰弱。從這個角度來說，輕易不要服用過量抗生素，也不要濫用抗生素。陽虛的朋友，首先是要戒掉不良生活習慣，採取一些適當的養生措施，才可能起到長治久安的作用。

二湯二粥，溫脾暖腎補心陽

　　首先介紹的養生方式是調攝飲食，陽虛體質的朋友在飲食上應該多吃性質溫熱類的，具有補益腎陽、溫暖脾陽作用的食物。如羊肉、枸杞子、韭菜、辣椒、刀豆等。儘量少吃生冷黏膩的食品，比如西瓜、梨、苦瓜等。在中醫看來，陽虛分別屬於不同的五臟之虛；因此對於不同的陽虛症狀，調理方法也略有不同：

背部寒冷，衛陽不足／當歸生薑羊肉湯

- 羊肉 300 克，當歸 30 克，生薑 50 克，鹽少許。
- 羊肉洗淨，切成小塊，燒一鍋水，水開後把羊肉塊放入沸水中燙一下撈出，瀝乾水分。
- 倒進砂鍋裡，加入當歸、生薑，倒入清水，量要多一些，是肉的 2-3 倍，蓋上蓋子，先用大火煮，再換小火煮大約 2 個小時。
- 加入適量的鹽，這道當歸生薑羊肉湯就可以食用了。

這道湯裡，當歸是中醫常用的補血藥，性質偏溫，有活血養血補血的功效；生薑既是廚房不可缺少的調料，也是作用廣泛的中藥，可以溫中散寒，發汗解表；羊肉更是老少皆宜的美味食物了，性質溫熱，能夠溫中補虛。羊肉、生薑、當歸配合起來，可溫暖我們的機體，補充我們的陽氣，還可以補血，特別適合秋冬食用。

對於脾陽不足的朋友，可用「附子粥」。附子粥來源於《太平聖惠方》的一個藥膳。附子始載於《神農本草經》。

胃部冷痛，脾陽不足／附子粥

- 制附子 10 克，要先用水煮一小時，

● 加炮薑 15 克，粳米 100 克加水煮粥。

也可以附子藥量減半，煎水取汁，再用汁和粳米一起煮粥，或用附子和羊肉一起煨湯等。粥中附子溫裡散寒的作用比較強，但附子有毒，會因爲炮製或煎法不當，或用量過大，而引起中毒。中毒主要表現爲口腔灼熱、發麻、流涎、噁心、可能嘔吐、疲倦、呼吸困難、瞳孔散大、脈搏不規則、皮膚冷而黏、面色發白……所以，用量不能多。

對於心陽不足的朋友，可吃「桂參粥」。

手足發涼，心陽不足／桂參粥

● 取人參 3-5 克（或黨參 15-30 克），桂枝 6 克，紅棗 10 枚，粳米 100 克。

● 將此三味水煎，沸後用小火煎成濃汁，分 2 份，分別與粳米 50 克煮粥即可。

● 每日一劑，分 2 次溫服，可連用數日。

粥中的桂枝是辛甘溫熱的，嗅起來給人一種很開心、熱情的感覺。因此入了脾胃以後，會由於「同氣相求」而被引入心經，具有振奮心陽的功效。因此「桂參粥」適用於心陽不振的心悸、頭暈、氣短、神疲、胸脘滿悶、形寒

肢冷或小便不利等症。

小腹冷痛，腎陽不足／海參羊肉湯

- 乾海參 30 克，浸泡水發後洗淨切片。

- 羊肉 150 克洗淨切成薄片；備好適量食鹽、味精。
  往鍋內加入適量的水，用大火燒沸後，再將海參
  片、羊肉片放入鍋內。

- 改小火煮熟，然後加入食鹽、味精調味，每天可以
  當作佐餐食用。

人們常說的「陸有人參，海有海參」，海參歷來就是
達官顯貴們的餐中珍品。朱元璋當上了皇帝後，最喜歡吃
的一道菜，叫做「三事」，即用海參和魚翅、肥雞、豬蹄
等燴燒而成，大名鼎鼎的「滿漢全席」也少不了海參。海
參最主要的功效在於補腎益精，因質地陰柔的緣故，所以
既能補腎陽，又能滋腎陰，具有陰陽雙補、大補元氣的功
效。羊肉是補腎壯陽的佳品，所以冬天吃羊肉，既能抵禦
風寒，又可滋補身體。與海參搭配，可稱得上是補腎的奇
效良方，能夠有效解除腎陽不足的症狀。

動則生陽

運動當然是改善陽虛的重要方式之一，動一動、搖一

搖可治病的根據，源於中醫裡面的「動則生陽」。就是說通過運動或活動，可幫助人體產生更多的陽氣，比如說頂冷時，出去遛一圈，回來渾身就暖和了，這就是動則生陽的表現。就運動而言，需要注意幾個問題：

微汗

運動不要太過激烈，稍微出點汗即可，只要不是過於激烈的運動方式，都是比較合適的，即使是簡單的散步，也可起到扶陽的功效，但要達到這種功效，有一個指標，那就是微汗，但一到這種程度就應該立即停止運動了。

出汗表明陽氣已經被調動起來，如果此時再繼續運動，那就等於在耗損陽氣，是不可取的。五禽戲裡就提出一個原則：「全身沾濡汗出」，即只要一汗出，就要馬上停止活動。

緩行

古人提倡春日宜「夜臥早起，廣步於庭，披髮緩行」。其中的「緩行」即是小運動量的鍛鍊。相反如果運動量太大，鍛鍊時大汗淋漓，反而會耗人心血，對保健養生起負面作用。

最好選擇在上午鍛鍊

就運動時間而言，陽虛的人最好選擇在上午鍛鍊，在一天之中，早上太陽出來的時候，是陽氣逐漸增多的時候，此時要以動養爲主，多運動，效果比其他時間的效果倍增很多。當月亮升起，夜臨大地時，是精力得休養充電的時間，此時運動是不適宜的。上班族可以利用早晨跑步、快走或騎車上班，這樣上班健身兩不誤，又免除了擠車之苦。

補藥要早晨吃

也是同樣的道理，因爲人體陽氣最旺盛的時間是早上，即太陽即升之時；反之，人活動一天下來，到晚上廢料堆積，應該安靜休息以「吐放」，此時進補，是會影響毒素的排出。

以運動季節來說，最佳的季節是春夏兩季，因爲春夏兩季是萬物由升發到繁榮的一個過程，人體和大自然一樣，只有春天充分的生長，到夏天，陽氣繁榮的時候，會通過心氣排泄體內的許多垃圾。所以中醫說：「春夏養陽，秋多養陰」，其作用相當於「共振」的良好效果。

氣海一穴暖全身

給大家推薦一種治療方法：按摩「氣海」穴！古人有「氣海一穴暖全身」之說，意思是說，氣海穴有調整全身虛弱狀態，增強免疫力的作用。氣海穴在哪兒？先躺下，找到肚臍，在肚臍下 1.5 寸，大約二指寬的地方，和肚臍相對的這個點，就是氣海穴。但是這個穴位的按摩比較特別，要這樣做：

● 用拇指或中指的指端來揉，揉的力量要適中。

● 每天揉一次，每次 1-3 分鐘。

如果不是陽虛體質，同樣可以經常按摩氣海穴，來強壯全身。

陰虛體質火力過旺

容易上火，小心陰虛

生活中有些人非常容易上火，手心發熱，口腔潰瘍，喝多少水都覺得渴。這種「火」是一種虛火，我們常聽中醫說什麼「實火」、「虛火」，有什麼區別呢？

簡單地說，人體自身如果陰陽平衡，就沒有疾病的表現。如果由於某種外部原因，引起機體的陽過度亢盛，就會出現實火，比如說氣候乾燥或者是飲食不當引起的火；而如果是內部的原因，身體自身陰虛，而導致的陽相對亢盛，就是虛火。就是我們這裡要講到的另外一種常見體質「陰虛」。

大家想一個問題：「綠樹和乾柴哪一個容易著火？」

答案非常明確，當然是乾柴。因爲綠樹中有水分，而水不但可以滅火，還可以防火。人也一樣，陰虛的人因爲體內陰液的缺少而更容易導致體內有「火災」的發生，所以如果要我們用一個字來概括陰虛的特點，那就是「乾」！由於體內缺水，導致水不能制火。

面帶假妝、伴有潮熱

所以陰虛體質的人，面色潮紅，這種紅不是說健康自然的紅潤，而是說兩邊顴骨部位特別紅。中醫用一個特殊的詞語來形容叫「面帶假妝」，就是說好像化了妝一樣，還有一個有趣的特點是通常伴有潮熱（即自我感覺一陣陣發熱），這個症狀在午後特別明顯。

歷史上就有這麼一個陰虛火旺的人，那就是關羽，想到關羽，首先映入腦海的就是關羽那張大紅臉，可能在電視劇中不是很明顯，而在京劇中，關羽的臉譜是大紅色的，很明顯的紅色。這種面部毛細血管擴張引起的「紅赤面」，中醫認爲是心經火盛的原因，因爲心臟在五行之中屬火，心氣太盛則赤色見於面部。

陰虛的人由於體液和油脂分泌都會不足，身體會呈現缺水的狀態，所以會感覺到眼乾、鼻乾、口乾、皮膚乾、

頭髮乾、手足心發熱、心煩易怒、睡眠不好……陰虛體質的人一般都是體型瘦長，手足心熱，經常口乾，每天要喝大量的水，但喝水後還不解渴，而且從喝水的溫度上來說，陰虛的人喝的一定是涼水。

陰虛之人因為陰液不足，所以大便多是乾燥的，很少有便溏的時候，而且排便比較困難；小便短赤，什麼叫做短赤，顏色是黃的，小便少，看他喝那麼多水，可是小便少，不愛上廁所；這是陰虛人的大、小便情況。

陰虛體質的人還有件煩惱事，就是晚上睡不好覺，陰虛就陽亢，心陰虛則血不足，血不養心則神明失舍，自然會影響到睡眠，所以陰虛的人晚上常常是輾轉反側。從性格上來說，陰虛體質者喜歡在外面張羅事、熱情、活潑好動，但在遇到事的時候，容易著急上火（肝陰不足，則肝陽上亢），處理問題的時候不冷靜，這是其性格特點。

陰虛的危害是非常大，中醫裡有句話「壯火之氣衰，少火之氣壯，壯火食氣，氣食少火……」是說我們身體的整個功能，最好是處在「少火」的狀態，而不要處在「壯火」的狀態。

●少火，是正常的、具有生氣的火，是維持人體生

命活動的陽氣。

● 壯火，以西醫的辭彙來說，就是某個地方在「發炎」；中醫的講法，稱之爲「上火」。

無論是心火、肝火還是胃火，只要某個臟腑裡面一直在上火，那個臟腑的生命力一定最先耗盡。所以在中醫看來，不是說陽氣越旺越好，如果旺到發炎的話，就會把氣消耗掉；這就叫「壯火食氣」。

現在很多疾病都是由於陰虛所引起的，比如我們現代人常患的糖尿病，還有老年人中風，都是因爲陰虛而患的。實際上很多的高血壓患者，也都屬於陰虛體質，特別是一些臨屆更年期的女性，就有經期血壓升高的表現。紅斑性狼瘡這類疾病，從體質上看，也是陰虛體質的人比較多。

「不上火」，從「節用」開始

陰虛體質的人，也需要及時調理自己身體狀態，堅決避免那些「自焚」的舉動影響到身體的健康。一般人都會在四十歲左右開始出現陰虛的跡象，可是爲什麼很多人才三十歲，甚至二十多歲就開始出現陰虛的現象？就是因爲

生活習慣所導致的。

比如縱慾耗精、積勞、疾病、飲食不調、強紫外線輻射、季節乾燥等都可能引發。尤其是現代社會的許多年輕人，生活節奏很快，壓力比以前多了好幾倍，精神消耗過大，精力透支明顯，飲食上喜歡辛辣刺激口味，時間一長，就可能導致人體自主神經功能紊亂，如果再不注意調養，就容易受到陰虛的垂青。

陰虛最常見的原因，就是熬夜

現今社會中的人，工作、生活日夜顛倒是常有的事，而熬夜最易耗損人體的陰液。按照中醫的觀點，動則生陽，靜則生陰，也就是說，養陽氣的最好辦法是活動，而養陰的最佳途徑則是安靜地休息。

除了熬夜之外，情緒長期壓抑不舒展，不能正常發洩也是導致陰虛的重要原因，因為肝主持人體氣機的疏泄，最喜歡條達的舒暢情志。如果一個人總是心情鬱悶，不停地生悶氣，肝氣就會鬱結而化火，化火就會向身體內部燃燒消耗，使陰精暗耗。

由於陰虛體質的人受心火、肝火等內火所擾，所以常常有性情急躁、心煩易怒的特徵。陰虛體質的人，平素應

加強自我涵養，常讀修養方面的書籍，自覺地養成冷靜、沉著的習慣，在生活和工作中，對非原則性問題，少與人爭，以減少激怒，少參加爭奪勝負的活動。

還需要注意的一點，就是不要喝酒、吃辛辣刺激性食物。我們都知道，適量喝酒有益健康，但喝多了，身體就會出現口渴、發熱、頭暈……嚴重的甚至嘔吐、脫水，說明身體在跟你鬧意見了。酒爲陽熱之物，過量飲酒自然會造成陰虛。

長期食用辛辣燥熱的食品，也會加重和促生陰虛體質。

陰虛體質在女性中比較常見，這主要和女性的特殊生理功能有關。女性一生中要經過經、帶、胎、產、乳幾個生理階段，而經、帶、胎、產、乳這些生理過程，要消耗的物質以血爲主，血屬於陰，女性一生中要消耗陰血，比較容易形成陰虛體質。因此，女性是需要滋陰的重要群體。

改善陰虛的太沖穴與海參百合羹

怎麼改變陰虛火旺的狀態？除了改正生活習慣外，還

應當學習並實踐以下這些養生的方法：

按摩太沖穴

每晚臨睡前花 10 分鐘來按摩，對睡眠有一定的幫助。太沖穴位於腳背上，足大趾和第二趾結合的地方向後，在腳背最高點前的凹陷處。找穴時，可用大拇指對著大腳趾和二趾之間這條縫往上移，能感覺到有脈搏跳動的地方，就是太沖穴。

按準後會有明顯的痠、麻、脹、痛之感。那些平時容易發急，火氣特旺的人，常常點點這個穴，就能消火，尤其是那些愛生悶氣，有淚往肚子裡咽的人，按一按太沖穴，幾分鐘後就會心情舒暢一些，也就能安然入睡了。

滋陰的食療方：海參百合羹

針對這種陰虛導致的虛火，根本是要滋陰，滋陰的食療方生活中其實很常見，一般都是做成湯羹或者粥食用，再配上一些養陰的食物，效果會更好。比如紅棗蓮子粥、麥冬粳米粥、銀耳紅棗粥等，都具有滋陰的功效。總之多吃一些銀耳、甲魚、萵筍、黑芝麻等一些滋陰的食物，對滋陰是非常有益的。

海參主要的作用就是補腎益精、養血潤燥，尤其適宜

精血虧虛的人，海參藥性偏溫，因此在煲湯的時候，就要和百合結合起來用。百合按中醫來講，藥性是微寒的，合用後可達到養陰潤燥的功效，對陰虛體質的人就更合適了。海參百合羹做法：

- 海參 1 條，豬肉末 150 克，百合 50 克，雞蛋 2 枚，冬菇 5 朵，冬筍一塊，植物油、蔥花、薑各適量，料酒、醬油、鹽、白糖、太白粉、胡椒粉各適量。

- 先將百合、冬菇用清水浸泡一小時，泡開之後洗淨。

- 接著將海參切成小丁；將冬筍、冬菇都切成丁；薑切片；把兩枚雞蛋打散備用。

- 鍋裡放少許植物油，放入蔥花、薑片，煸炒出香味，再往鍋裡倒少許料酒，泡冬菇的水別浪費了，倒進鍋裡，再把海參丁倒進去稍稍煮一下，幾分鐘之後撈出瀝乾水分備用。

- 把鍋裡的水倒掉，再放一點底油，把豬肉末放入油鍋裡炒，加一點醬油，翻炒入味，炒熟之後，加入少許清水，用大火燒開，把海參丁、冬筍丁、冬菇丁、百合倒入一起燒，煮沸之後放少許的鹽，

　　加上白糖，再加點醬油繼續煮，這時再將太白粉調點水，再煮兩三分鐘收汁。

● 再將雞蛋液也倒進去，燒開，最後撒上一些胡椒粉，這道海參百合羹就可以食用了。

　　根據中醫春夏養陽，秋冬養陰的道理，從冬至起，是補陰的最佳時機，陰虛患者可以請中醫師開一個膏方，膏方對陰虛證最為對路，因為膏方中的底料是阿膠、飴糖、冰糖等，本身就是很好的滋陰製品，再配上其他藥物，只要辨證準確，一般都會有比較好的效果。

氣虛體質有氣無力

攬鏡自照觀氣色

「人爭一口氣，佛爭一炷香。」這句話說得一點都沒錯，中醫在觀察一個人的外在健康狀況時，經常會做出一種評斷：「這個人氣色很好。」或者是「這個人氣色不好。」

氣色是什麼？在中醫的醫學理論中，「氣」是經常被提及的，廣義上的氣，是構成和維持人體生命活動的基本物質之一，充斥機體表裡上下。人所有的生命活動都是靠氣維持，說白了，人活著就是靠這口氣。

氣是抽象的概念，我們只見其功，不見其形。氣有五種功能：推動、溫煦、防禦、固攝和氣化。心在跳動、嘴在說話、四肢活動等，都是氣在推動所致，人能保持體

溫，是靠氣的溫煦作用。我們每天接觸各種病毒，但沒有生病就是靠氣的防禦作用。人體的汗液、大小便為何有規律的向外排泄，內臟為何不會移位，也是因為氣的固攝作用。食物轉化為氣體的一部分，是因為氣的「氣化」，把物質進行轉化。我們可以簡單地理解為，氣，其實就是一種能量，不足了，當然就虛了。

氣虛的五種功能不足

- 推動無力

  會出現動作有氣無力，容易疲倦，說話聲音會比較低微，多說話就會感到上氣不接下氣；心跳、脈搏也是軟綿無力，呈現出虛的狀態。

- 溫煦不足

  人覺得怕冷，手腳冰涼，感覺身體一絲熱氣也沒有。

- 防禦不足

  最為常見就是感冒，特別是在勞累之後，人的氣消耗過度，更容易感冒。

- 固攝不足

  常見的表現是稍微一動，就渾身大汗或者大、小便

失禁、胃下垂、子宮下垂。

● 氣化不足

有些人又瘦又黃，吃東西不長肉；也有些人虛胖，
同樣又是氣虛的表現。由於氣虛，人沒有能力把無
用的物質和水分排出體外，就會出現虛胖的狀態。

細分起來，氣可以分爲不同的種類，按照部位，可分
爲心氣、脾氣、腎氣等臟腑之氣；按照功能，可以分爲營
氣、衛氣等。

導致氣虛的原因大多是先天不足、營養不良、年老虛
弱、久病未癒、大手術後及疲勞過度等。從發病原因、症
狀上對照現代醫學，氣虛即現代醫學中的「亞健康」狀態。
亞健康的根本原因是陰陽氣血不足，五臟功能低下，也與
元氣不足、氣虛相符。從中醫的角度看，氣虛不外乎兩個
原因，一是消耗過多，二是生成過少。

中醫認爲：勞則耗氣，勞表現爲勞心、勞力、勞神以
及房勞等，特別過勞和縱慾是十分耗氣的。《三國演義》
中的諸葛亮剛出場的時候，「面如冠玉，頭戴綸巾，身披
鶴氅，飄飄然有神仙之概。」這個帥哥諸葛亮本來是健康
的：出山前，經常抱膝長嘯於山林之中；外出交友，或駕

小舟遊於江湖之中，或訪僧道於山嶺之上，或尋朋友於村
落之間，或樂琴棋於洞府之內。劉備三顧茅廬時，諸葛先
生如平時一樣晝寢未醒，可見睡眠時間充足、品質頗高，
不愧「臥龍」之號。可是，等到變成統帥後，竟於 54 歲
英年早逝。這便是過勞所致。

　　氣虛也會危害我們的健康，中醫有句話「氣為血之
帥」，帥是一軍之首，所謂「火車快不快，全靠車頭帶」、
「將熊熊一個，兵熊熊一窩」。氣這個領兵打仗的將軍變弱
之後，部隊的整體戰鬥力便會呈現下降的態勢，所以氣虛
的人，血液的流動是異常緩慢的，因此容易發生心腦血管
疾病，比如供血不足、梗塞，常常頭暈、心慌。

　　氣虛會使各種功能減退，比如新陳代謝功能減退，尤
其在消化吸收方面，減退比較明顯，易發生消化不良、慢
性泄瀉或營養不良；造血功能減退會導致貧血；生殖功能
減退會導致不孕、不育等。

　　患病後，康復比一般人緩慢。氣虛體質的人，防突變
能力減退，罹患癌症的機率增大：

　　● 氣虛衛外無力，肌表不固，而易汗出。

　　● 氣虛清陽不升、清竅失養而精神委頓，頭昏耳鳴。

- 氣虛水液代謝失調，水液不化，輸布障礙，可凝痰成飲，甚則水邪氾濫而成水腫。
- 氣虛還可導致臟腑功能減退，從而表現出一系列臟腑虛弱的徵象。

因此，如果現在正處於氣虛狀態的朋友，需要積極行動起來，用實際行動來改善我們的體質，維護我們的健康。

改掉過勞習慣，拒絕氣虛同行

要維護健康，首要做的事就是把那些導致我們氣虛的生活習慣剔除，比如縱慾和過勞，就是氣虛的罪魁禍首，需要格外關注。過度縱慾，造成精氣外泄，腎氣不足。而「腎爲氣之根」，腎是人體一身之氣的根本，其結果就是使自己的體質發生改變，成爲氣虛體質。

說起過勞，很多人都會在後面加上一個「死」字，確實，很多名人都是因爲過勞而死的。實際上細想一下，這樣的事在老百姓裡面那就更多了，只不過沒有人去關注罷了。由此可見，預防過勞也很重要，首先是要注意：

- 保證充足的睡眠。

● 很多人認為過勞只是工作的事情，實際上更多的時候，娛樂過度也是過勞的重要原因。如通宵達旦地打撲克、玩麻將、下棋、跳舞……為了提神，不得不喝濃茶、咖啡，抽菸，吃宵夜，把生活規律全打亂了。貪歡一時，實際上要委靡好些天，長年累月地這樣下去，就會搞垮身體。因此對於過勞，不僅要防止工作的過勞，也要防止娛樂的過勞。

● 運動過量也是過勞，孫思邈認為「養性之道，常欲小勞但莫大疲。」就是說為了健康，需要經常性地適當的活動，但不能到十分疲勞的程度。比孫思邈更早幾百年的華佗，也說了一段名言：「人體欲得勞動，但不當使極耳。」極，就是極度、過分的意思。就是說人體應該活動，但不能過度勞累。

　　所以古人雖然主張人們常需用力，不能悠閒終日，但又不能到疲極的程度。因此，奉勸那些喜歡挑戰自己體能極限的朋友，最好還是不要挑戰為好。否則不但與健康無緣，氣虛也會找上門來。

調補脾胃，自然中氣十足

　　除了改掉過勞的習慣，已經是氣虛體質的朋友，還需要一些養生措施來補虛損、益精氣。在這些養生措施中，又以脾胃的調補最爲關鍵。

　　在人體五臟中，脾屬土。在自然界，土生萬物；人體是個小天地，其中也是土生萬物，每一個部分都離不開脾土的作用。是脾每天孜孜不倦地把飲食中的「水穀之精微」轉輸到身體的每一個角落，去滋養我們的身體。脾位居中央，相當於一個「中央處理機」，人體的新陳代謝，升清降濁，全由它在中央控制著。

　　脾臟滋養人體、控制人體的力量，就叫「中氣」。脾臟健康的人，中氣自然足，肌肉結實，一舉一動虎虎有生氣，說起話來也響亮而自信，這就是人們平常說的「中氣十足」。如果脾臟不健康，或是處於亞健康狀態，人就會黃瘦，言語怯懦，處處不自信，這就是「中氣不足」了。

脾胃不好，多吃黃色和有甘甜味的食品

　　根據天人合一的五行養生文化，中醫認爲黃顏色、甘甜味能夠調養、補益脾胃之氣。所以脾胃不好的人，飲食

上應多吃黃色和有甘甜味的食品，如小米、番薯、玉米、南瓜、黃豆等都是滋養脾胃的佳品。

每天按摩「足三里」，等於吃隻老母雞

穴位治療也能調養脾胃的力量，民間就有「每天按摩足三里，等於吃隻老母雞」說法，也就是說常拍拍足三里穴，可以增強脾胃運化功能、提高人體免疫力、延緩衰老等作用。

其他體質的養生保健

血虛體質，用黃當蓍歸羊肉湯調補氣血

　　健康、富於青春活力，對於每個人來說，都是永遠追求的目標。身材窈窕、膚色紅潤更是每個女人一生的夢想，但現實生活中卻往往因種種原因，導致女性朋友無法擁有這個夢想，其中最大的敵人之一便是「血虛」。只要血虛了，隨之而來的便是面容憔悴、蒼白無力、頭昏眼花等，再好的化妝品也無法掩蓋。如果長期不注意調理，還會讓許多疾病乘虛而入，引起身體的各種問題，威脅健康。

　　中醫裡的血虛，是指氣血生成不足，或血的濡養功能減退。中醫講虛證，有氣虛、血虛、陰虛、陽虛四大虛

證。氣、血、陰、陽都是中醫的概念，其中只有血是實實在在可以看到的，血是人體寶貴的物質之一，中醫把血的功能概括爲「濡養」兩個字，內養臟腑，外濡皮毛筋骨，從而維持著人體各臟腑、組織器官正常功能活動。使眼睛能看到東西、腳能走路、手能拿東西、精力充沛等。一旦血不夠用，即會在人體各方面表現出來：一般爲臉色、唇色蒼白、指甲淡白無色，頭暈眼花，心悸失眠，月經量少，手足發麻，舌質淡，脈細無力等。

西醫也有「貧血」這一說法，經常有人拿著化驗單問：「我化驗沒有貧血，怎麼醫生說我是血虛？」其實中醫的血虛和貧血並不是一個意思。由於中、西醫理論體系不同，有血虛的病人不一定貧血。而臨床上，貧血的患者，除了血虛之外，還會出現其他中醫病證。這究竟是爲什麼？其實並不是什麼難解之謎，追根溯源，就是兩個字「血虛」。

一般人認爲，血虛是女性的專利，因爲月經、流產、分娩等，都會使女性大量失血，自然也增加了血虛發生的可能。實際上，男性也有可能發生血虛。成年男性由於工作壓力大、思慮過多導致精神壓力大，再加上生活無規

律，或因脾胃虛弱，飲食營養不足，化生血液的功能減退，而致使血液化生障礙，或因久病不癒，慢性消耗等因素而致血液耗損，均可導致血虛的出現。

導致血虛的原因：

- 外傷失血過多、月經過多或其他慢性失血，皆可造成血虛證。
- 脾胃虛弱、功能不好，長期腹瀉、營養不足導致生化乏源，久則出現血虛。如今減肥成為一種時尚，節食的女孩兒越來越多，每頓飯只吃一點蔬菜，很少吃肉，雖然像林黛玉一樣扶風若柳、飄飄欲仙，保持了好身材，卻成了病美人，這就人為地造成了血虛。
- 思慮勞神太過及其他：大病、久病消耗精氣；強力勞作耗傷氣血；勞心太過，暗耗陰血，均可導致血虛。

中醫認為女子以血為本，女性的月經、懷孕、生產、哺乳，處處考驗血氣的虛實平衡。除了健康之外，對女性來說，血液影響肌膚、毛髮、五官，更是美麗之本。血虛是在不知不覺中發生的，並沒有非常明顯的症狀。血虛

者，身體易感到疲勞，工作和學習的時候很難集中精神，在進行體育活動時耐力變差，在平常的生活中稍有不慎就會感冒，抵抗力明顯下降。除了容易生病外，情緒也不穩定，容易煩躁。

　　血虛之人要注意調理脾胃，以助生化血液之源，滋補肝腎以補血。當煩悶不安、情緒不佳時，可以聽聽輕快的音樂，看看喜劇，或觀賞一場幽默的相聲或默劇，使精神振奮，心情愉悅。「肝開竅於目」而「肝受血而能視」，要謹防「久視傷血」，也不可勞心過度。飲食上可常食桑甚、荔枝、松子、黑木耳、菠菜、大棗、胡蘿蔔、羊肉、牛肝、羊肝、甲魚、海參、平魚（鯧魚）等食物。接下來給大家介紹具有補氣血的藥膳「黃蓍當歸羊肉湯」：

黃蓍當歸羊肉湯

- 羊肉 250 克（切塊），黃蓍、黨參、當歸各 25 克，生薑及食鹽適量。
- 將黨參、黃蓍、當歸用紗布包裹，與羊肉塊同放砂鍋內，加水煎煮，至肉爛時放入生薑及食鹽，吃肉喝湯。

　　方中的羊肉性溫。中國最有名的兩道藥膳，張仲景的

「當歸生薑羊肉湯」，傅青主的「頭腦」，都是用羊肉做的。由此不難看出，羊肉的溫補功效是十分突出的。

黨參和黃耆都是非常著名的補氣藥，其中最值得一提的是黃耆，不僅能夠補氣，而且還能通過補氣來生血，具有良好的補血之功，所以稱黃耆爲「補藥之長」，堪稱補氣藥的首席之選。大家仔細體會「氣旺則血充，氣虛則血少；氣行則血行，氣滯則血瘀」就明白其原因了。

當歸素有「婦科聖藥」之稱，中醫上有這樣一句話：「沒有任何一位婦科醫生，不用當歸的。」這指明了當歸對女性的重要性。當然，這並不意味當歸就只是一味「女人藥」，實際上主要功效是補血，是一味既能補血又能活血的常用中藥，之所以女性用得比較多，是因爲女性容易失血的緣故。因此只要是血虛的朋友，都可通過服用當歸來進行調理，通過補氣養血，便可讓氣血生發有源，才能有效地預防疾病的復發。

雙花西米露解氣鬱，氣順鬱自消

很多人都覺得不理解，《紅樓夢》中的林黛玉怎麼說也是貴族小姐，在大觀園裡，雖說比上不足，但比下可是

綽綽有餘了，可她為什麼總是這樣愁腸百轉，淚眼漣漣？這是身體原因造成的，這樣的人，即便泡在蜜罐裡面，他們也幸福不起來，這類人在體質分類上，就屬於氣鬱質類型。

如果說陽虛、陰虛這樣的體質大多來自先天稟賦，那麼氣鬱質則主要是由人後天的精神、情緒因素造成的。《黃帝內經》說：「悲哀憂愁則心動，心動則五臟六腑皆搖。」持續的不良精神情感，會明顯削弱人的抵抗力、免疫力，嚴重影響臟腑功能、氣血運行、經絡暢通，從而產生一系列的病痛。

沒有人喜歡悲傷，所以氣鬱質的形成，與一個人的幼年生活、心理健康有著莫大的聯繫。幼年時經歷過大的不良事件的人很有可能形成這種體質。一般來說，父母早亡，父母離異，長期寄人籬下，上學時不被老師、同學喜歡，自尊心、自信心受到挫傷的人，很容易在後天成為氣鬱質。

現代社會由於競爭增加、壓力增大、節奏加快，導致人精神緊張、心理壓力大，所以與古代相比，屬於氣鬱質的人也呈現逐漸增多的態勢。有調查顯示，現在的抑鬱症

患者數量是二十年前的四倍，有人說抑鬱症是「心靈的感冒」，可以看出氣鬱體質是多麼常見了。

　　主要表現為：多數人消瘦或偏胖、面色蒼暗或萎黃、平素性情急躁易怒、易於激動，或憂鬱寡歡、胸悶不舒、舌淡紅、苔白、脈弦等。可通過上述表現來看看自己的體質是否屬於氣鬱？

　　在防治上，由於憂思鬱怒、精神苦悶是導致氣血鬱結的原因所在。因此氣鬱體質的人，要注意調節自己的心情。可以多參加戶外活動，常看看喜劇和有激勵意義的電影、電視。多出去旅遊，行走於山水間，人就不會那麼鑽牛角尖了。氣鬱的人容易上火，所以可吃一些清熱的食物，如百合、蓮子等，不過在清熱的時候，也要注意不能太涼。睡前避免喝茶、咖啡等提神的飲料。

氣鬱體質藥膳／雙花西米露

- 西米 50 克，玫瑰花 20 克，茉莉花 20 克。
- 先把玫瑰花、茉莉花倒在一個容器裡，用開水沖泡備用。
- 把西米倒入開水中，用中火煮 5-6 分鐘，煮到西米呈半透明狀，米粒中間還留有一點白就可以了。

● 把西米濾出來，再把泡玫瑰花、茉莉花的水倒進鍋裡燒開，燒開之後再把剛才煮的半熟的西米倒進去，煮開之後，這道花香四溢的雙花西米露就可以食用了。

但需要注意的是，由於茉莉花性偏散，腎虛的人最好不要食用。在這道藥膳中，玫瑰花「化瘀解鬱」的作用很強。茉莉花「主溫脾胃，利胸膈」，就是說在心情不好的時候，常會有「氣飽了，吃不下」的情況，所以氣鬱體質的人胃口都不太好，茉莉花恰恰可以幫助和中下氣，解決腹脹腹痛的問題。西米也是溫中健脾，治脾胃虛弱的良藥，除此之外，還可以使皮膚恢復天然潤澤。

舒肝解鬱的穴位「陽陵泉」

中醫說「肝膽相照」，意思是如果肝有問題，膽也肯定或多或少有問題，所以可通過敲膽經或者是按摩膽經上的穴位來改善。陽陵泉是膽經上的穴位，可用於治療與肝相關的病證。氣鬱體質的一個重要原因就是肝氣鬱結，所以按摩陽陵泉穴就可以起到服用「逍遙丸」的作用。

陽陵泉這個穴位在小腿的外側，腓骨小頭前下方，凹陷處，常常按摩這個穴位，能夠降肝火，肝火小了，自然

就不生氣了，心情、身體都會好起來的。

痰濕體質昏昏欲睡，芡實蓮子苡仁湯

常常聽人說，經常失眠睡不著，即使睡著了也特別容易醒，非常痛苦。但是有一些人的痛苦卻恰恰相反，會說自己睡眠品質不好，睡不夠，老是無精打采，渾身發沉，到了陰天下雨的日子更想睡覺。可是去醫院檢查又查不出有什麼問題；這種情況常常是體內痰濕所致。有這麼一些人，每天額頭、鼻子等處都是油油的，尤其是鼻子兩側，一摸一手油，這也可能是痰濕所導致的。

痰濕體質的形成，除了先天的原因外，與飲食的關係最為密切。很多人喜歡吃辛辣的、味重的，還有甜的，中醫將這類食物歸於「肥甘厚膩」。中醫認為由於這類食物又黏又膩，常吃這些食物，便會困住脾胃，當脾胃沒有辦法把所有的東西都轉化為人體能夠利用的營養成分的時候，那些沒有被轉化的東西，就變成了痰濕。

為什麼痰濕體質容易犯睏？《丹溪心法‧中濕》說：「脾胃受濕，沉困無力，怠惰嗜臥。」就是人的脾胃如果被濕困住了，人就出現渾身發沉、倦怠無力、愛睡覺的症

狀。

　　痰濕體質還容易發胖，中醫說「肥人多痰濕」，就是指相對肥胖的人，一般都屬於痰濕體質。要提醒大家的是，並非所有的肥胖都是痰濕的原因，在中醫裡，肥胖還有胃熱、肝鬱、肝腎兩虛等多種情況，不能一概而論。痰濕所導致的肥胖很好辨認，因為他們不僅痰液多，還有大腹便便、脂肪鬆軟、腹脹胸悶、口膩口乾、易累易熱等特點。

　　痰濕體質的人除了這些症狀外，還有面色淡黃而暗，眼胞微浮，平素舌體胖大，舌苔白膩或口甜，大便正常或不實，小便不多或微渾等。這種體質如果不經調理，任其發展下去，最容易出現高血脂症、高血壓、高血糖、糖尿病這一類疾病或者是高尿酸血症。體質都是可調可變的，在這給大家推薦一道藥膳——芡實蓮子苡仁湯。

芡實蓮子苡仁湯

- 排骨 500 克，芡實 30 克，蓮子 20 克，薏苡仁 30 克，陳皮 5 克，薑 1 塊，鹽適量。
- 先把芡實、蓮子、薏苡仁放在清水裡浸泡清洗，然後把排骨剁成小塊，水開之後，燙一下。

- 把排骨塊、芡實、蓮子、薏苡仁、陳皮和薑全倒進砂鍋裡，用大火煮開，煮開之後，改用小火燉兩個小時，最後放點兒鹽，這道芡實蓮子苡仁湯就可以食用了。

　　芡實和蓮子都有健脾益腎的作用，薏苡仁除了健脾外，還有祛濕的功效，痰濕體質患者的濕性比較重，所以要用薏苡仁。再配上醒脾行氣開胃的陳皮，功效卓越。但芡實有較強的收澀作用，所以便秘的人最好不要吃。

改善痰濕的穴位「豐隆穴」

　　豐隆是一個象聲詞，假借轟隆打雷的聲音，按摩這個穴位能夠把脾胃上的濁濕，像打雷下雨一樣排出去。從腿的外側找到膝眼和外踝這兩個點，連成一條線，然後取這條線的中點，接下來找到腿上的脛骨，脛骨前緣外側1.5寸，大約是兩指的寬度，和剛才那個中點平齊，這個地方就是豐隆穴，每天按壓一到三分鐘。穴位一般比周圍要敏感，按摩豐隆穴會有輕微疼痛感。

當歸田七烏雞湯，活血化瘀

　　多數人認為人老了之後會長老年斑，實際上並非老年

人就要長老年斑，就像國學大師文懷沙，他老人家九十五歲的時候也沒有長什麼老年斑。老年斑也並不是什麼長壽的標誌，而是瘀血的代名詞。

這得從一種特殊的體質「瘀血體質」講起。從中醫看人體的疾病，大致可分為虛和實：

- 正氣不足為虛，陰虛、陽虛、氣虛、血虛都屬於虛證。
- 邪氣有餘為實，瘀血屬於實邪的一種。

血液淤積在靜脈或者臟腑器官內，中醫稱之為瘀血，血瘀證是因此而起。

瘀血體質表現

- 疼痛

中醫講「通則不痛，痛則不通」，有瘀血停留在體內，必然會引起脈絡不通而致疼痛。血瘀引起的疼痛特點：痛如針刺、痛有定處、疼痛拒按，一般在晚上疼痛加重。

- 腫塊

是血瘀常見的表現形式，瘀血在局部凝固，日久不散，即變成腫塊。外傷後的血腫是瘀血形成的，這大家最容易理解，其實我們常說的各種囊腫、腫瘤、皮膚瘀斑也

是瘀血所致。若瘀血長時間不能消除，則精血不能濡養肌膚、經絡，而致肌膚甲錯，或見皮膚肥厚隆起，或見皮膚僵如皮革，面色黧黑無光，胸腹青筋顯露，有蜘蛛痣。

● 面色較暗、有瘀斑

瘀血體質的人通常面色是比較暗，一派血瘀暗滯的表現，尤其是兩個眼圈，下眼瞼都有黑眼圈的表現，鼻和嘴唇紫暗。舌上有紅色或青紫色的瘀點，稱爲瘀斑。很多人腿疼的眞正原因，是因爲血管淤阻不通，血管不通，如果裡頭出現了一些壞死細胞的話，排不出去，堵住之後，表現在外的就是斑點，所以說老年斑並不是什麼長壽的標誌，而是瘀血的代名詞。

瘀血體質者，在精神調養上要培養樂觀的情緒。精神愉快則氣血調和，營衛流通，有利瘀血體質的改善。反之，苦悶、憂鬱則可加重血瘀傾向。多做有益於心臟、血脈的活動，如各種舞蹈、太極拳、八段錦、長壽功、內養操、保健按摩術，均可實施，總之以全身各關節都能活動，以助氣血運行爲原則。

飲食上可常食桃仁、油菜、黑大豆等具有活血祛瘀作用的食物，可飲少量黃酒，山楂粥、花生粥亦頗相宜。推

薦一道藥膳，叫做「當歸田七烏雞湯」。這道藥膳是專門調理和改善瘀血體質的。

當歸田七烏雞湯

- 烏雞 1 隻，當歸 15 克，田七 5 克，生薑 1 塊，適量鹽。

- 先把當歸和田七放進清水中浸泡清洗，然後把烏雞裝進一個合適的容器裡，再把洗好的當歸、田七、生薑一起擺放在烏雞上，接下來加入適量的鹽，再倒入一些清水，注意清水一定要淹過烏雞，然後蓋上蓋，等把鍋燒開之後，上鍋隔水蒸。

- 大火蒸上 3 小時，雞肉爛熟之後，這道當歸田七烏雞湯就可以食用了。

當歸主要作用是補血，也有活血作用。田七是一種非常好的療血藥，中醫裡有「生打熟補」的說法，就是說生用能夠消腫止痛，活血化瘀，治療跌打勞傷非常有效；熟吃可以補血補氣，如果是瘀血體質的話，可以在中藥店裡買上一些田七粉，每天吃 1 克，吃一段時間之後會感到有所改善。

這道藥膳裡面的當歸和烏雞，可能很多人都會認為是

適合女性朋友的，對男性不太適用，那可誤會大了。清朝乾隆皇帝坐了六十年的皇位，活到 89 歲高齡，在中國歷史上是罕見的長壽皇帝，他最愛喝的養生藥酒就是「龜齡酒」和「松齡太平春酒」，而在這兩種藥酒裡面都含有同樣的兩種成分：一味是熟地黃，還有一味就是當歸。

　　當歸本身具有非常好的活血功能，補而不滯，男性也應該適時進補。烏雞雖然被醫家視爲婦科聖藥，但是也被稱爲「中國的花旗參」，能補虛、溫中、補血，它同樣也適合體質虛弱的男性來食用。這道藥膳是用於改善瘀血的，所以陰虛火旺的人不能夠吃，其次在感冒的時候也不要吃。如果說腸胃不太好，消化功能很差的時候呢，也不能去吃這個藥膳。

　　中醫養生的最高境界，就在於一個「通」字：經絡血脈要通達；運化排泄要通順；心情氣志要通暢。一個「通」字，決定了我們的健康。教大家一個改善瘀血體質，打通瘀阻的穴位，這個穴位名字叫「三陰交」。三陰交穴是肝、脾、腎的交會穴，肝藏血、脾統血、腎藏精，因此，可調補肝、脾、腎三經的氣血，能夠達到消除瘀血的目的。

改善瘀血體質，打通瘀阻的「三陰交」

三陰交的找穴方法是：正坐，抬起左腳，翹放在右腿上。用右手的四指（食指、中指、無名指、小指併攏）握住腳踝，小指外緣緊貼內踝骨尖，大拇指彎曲按壓食指內側、脛骨的後緣，有痠痛感覺的地方就是該穴。點按三陰交的方法，可以用一個手的拇指在前，一個手的食指在後，這樣才可以使動作輕柔和緩，才可以使力道深透有力。

另種彈撥式手法，點按時不要彈得太大，力道側重點是向下按，然後輕輕彈起，向下按輕輕彈起，這樣彈的時候，會有明確的竄痛感或者脹痛感，就起到了相應的按壓的效果，這就是彈撥式的點按。時間以 3-5 分鐘為宜。

第四講

順時養生：
四季該如何養生

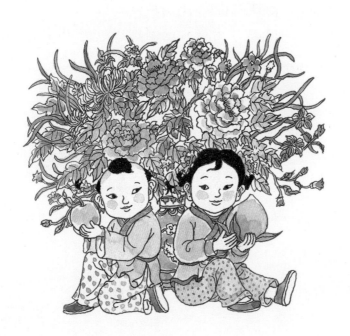

　　四季氣候變化差異對人體產生直接的影響，先人們累積了大量的寶貴經驗。

　　漢代的《太平經抄》、唐代孫思邈的《備急千金要方》、宋朝丘處機的《攝生消息論》、明代高濂的《遵生八箋》……都有自己獨到的見解與論述。

　　《黃帝內經·素問·四氣調神大論》中，談及春天是養「升發之氣」、夏天是養「生長之氣」、秋天是養「收斂之氣」、冬天則是養「閉藏之氣」。

春養肝正當時

春三月養肝，「放」即是養

　　春夏秋冬是我們對一年中四個季節的稱謂。如果從季節的特點來看，夏季炎熱，冬季寒冷，冬夏二季氣溫、氣候特徵明顯，應比春秋季節地位突出才對。但從文化習俗反映出國人卻是對春秋更偏愛一些，比如詢問對方年齡時，習慣於這樣說：「請問您春秋幾何？」便是用春秋二季，來替代年齡，春秋似乎可以代表一年。

　　在人類文明的早期，飲食是生命的第一需要，因此，農耕之事為天下頭等大事，對農作物的生長與收割的關注要超過一切。農作物的生長與收穫，顯然在一年的四個季節變化中，與春秋季節關係最密切，作物均是在春季生，

在秋季收，因而古人首先產生的是「春、秋」的概念。

　　春季不僅僅是自然萬物之生、長、化、收、藏，季節中「生」氣蓬勃的階段，同時也是開枝散葉的階段，所以春季在養生上來說，尤其是關鍵的季節。所謂「春種一粒子，秋收萬擔糧」，此時若不注意養生，等於一年都白忙活了。

　　如何養「生」？推動人生長的能量是陽氣。所以我們要促進陽氣的生長，即是《素問‧四氣調神大論》所說的「春夏養陽」。人體中肝臟與春氣相應，促進肝氣的升發、疏泄也是我們養「生」氣很重要的方面。

　　《黃帝內經》的看法是：「春三月，此謂發陳，天地俱生，萬物以榮；夜臥早起，廣步於庭，被髮緩形，以使志生；生而勿殺，予而勿奪，賞而勿罰，此春氣之應，養生之道也。逆之則傷肝，夏為寒變，奉長者少。」

　　春季的三個月，萬物推陳出新，人應該入夜即眠，早些起身，披散不束髮，穿寬鬆衣物，使形體舒緩，在庭院中漫步，使精神愉快，胸懷開暢，保持生機。不要濫行殺伐，多施與，少斂奪，多獎勵，少懲罰，這是適應春季的時令，保養升發之氣的方法。如果違逆了便會損傷肝臟，

使供給夏長之氣的條件不足，到夏季就會發生寒性病變。

　　從這段話不難看出，春季的養生方法就是一個字，「放」！春天對應的臟腑是肝，「肝德在散」，發散是肝的正常功能。肝要促進人體的生機，就要把勃勃生氣散發到人體的每一個角落，不應該去束縛它，所以無論是在情志上、飲食上、著裝上、行為上，都要以散為主。早上起來要「廣步於庭」，就是散步，在大操場上，在大廣場上，在自己的客廳，鍛鍊身體，踢腿彎腰，隨興把自己當成是沒有人約束的一棵樹木看待；並且不要穿緊身的服裝，要以休閒運動裝為主，如果是女性，則要把頭髮披開。為什麼要披髮緩行呢？因為披散頭髮、寬緩衣著，這也是促進人體陽氣升發的一種方法。

　　按照《黃帝內經》理論，人體的陽氣總是不停地向上、向外發散，頭為諸陽之會，人體十二經中六條陽經均聚集在頭面部。而衣著過緊，氣機運行會不順暢。因此，頭髮和衣著的狀態，便對陽氣的升發有一定的影響。要升發人體的陽氣，就必須使頭部以及外周皮膚處於舒緩、放鬆的狀態。同時在散步或運動時不要出大汗。

　　「春捂秋凍」這話的意思是指，肝的功能主要在疏泄

排毒，一方面在體內要過濾血毒，另一方面體內的毒素也要排出體外。捂出的春汗，細細密密的一層，不僅不傷身（汗乃心之液，大汗傷身，中醫講鍛鍊身體最好的境界是微微出汗），更將一個冬天的污濁之氣帶出體外；運動時不出大汗是同樣的道理。

　　春季養生應該注意兩點：一個是「予而勿奪」，另一個是「賞而勿罰」。我們總在說：「給予永遠比索取快樂。」這就與「生而勿殺，予而勿奪，賞而勿罰」的養生主張是一致的。在春天，少殺生，相反，要多施與少斂奪，多行賞而少責罰，從內心體驗的角度來看，人在施與的時候總是快樂的，比如，有的人為人師表，以給人傳道、授業、解惑為樂，有人以捐款捐物獻愛心為樂。即便給予只是一句溫暖的問候，一個甜蜜的微笑，在這個過程中，人們都會體會到其中的樂趣，快樂之後的收穫是「以使志生」，就讓自己的意志、情趣得到升發，讓自己的心胸更加開闊，心情更加豁達樂觀。從而有利於自己的養生，而自唐朝起便有了「立春後不決死刑」的規定，大概也是因為這個緣故。

春天的養生之道：「逆之則傷肝」

我們的肝臟，在五行裡代表的是木，違背了木的原則，肝臟的經絡就會出問題。乃至於春天的「因」沒有種好，夏天的「果」就不會好，就會出問題。夏爲寒變，「寒變」就是動不動就得病。平常我們都愛說「患病」，很少有人去琢磨這背後有什麼養生的道理在裡面。

儘管我們經常把「患」和「病」放在一起說，但其實二者並非是一回事，可說是兩地分居。比如夏天的病，可能是春天患上的，而春天的病呢，則可能是去年冬天患上的，以此類推，老年的病，極有可能是年輕時候患上。因此養生是關乎所有人的一件大事，不是那些體質弱的或者已經患上疾病的人才需要保健養生。在春天的一些基本養生技巧之後，再簡單談談春三月的逐月養生方：

孟春正月（約陽曆二月），這時氣候雖冷，但開始轉暖，草木即將萌發，自然界充滿生機，有利於人體肝的生理活動。但畢竟氣候仍冷，老年人尤宜注意保暖。

仲春二月（約陽曆三月），和陽熙熙，春意盎然。宜多曬太陽，但本月有「乍暖還寒」的特點，不可驟然脫掉棉衣，應隨氣候冷暖而適當增減衣服，即所謂的「二四八

月亂穿衣」。

　　此時節大自然生氣勃勃，百花爭豔，桃紅柳綠，可在
風和日麗的日子，邀親朋去郊外春遊。但也因肝氣旺盛，
老年人易於動怒，要注意情緒神志的調攝，不妄動肝火，
否則肝氣升騰太過，易患眩暈、中風之病。

　　季春三月（約陽曆四月），草木欣欣向榮，應早臥早
起，練功習拳。此時天氣開始變熱，切不可練得大汗淋
漓。特別是老人津液本虧，大汗反會傷身。

懷春而不傷春，別讓抑鬱網心

　　《紅樓夢》中曹雪芹塑造了家喻戶曉的林黛玉姑娘，
她悲劇的一生，集中地表現在她的〈葬花詞〉中。因見落
花流水春逝去，而悲歎自己難以實現的愛情和無依無靠的
身世，把飄落滿地的桃花，收集起來掩埋掉，並把落花比
喻為自己，抒發出濃重幽深的悲怨，讀來不知使多少癡男
怨女陪著落淚。實際上，女子傷春是一種正常的現象，大
家都聽說過「少女懷春，女人傷春」一類的俗語，就是說
女子在春天的時候特別容易感情抑鬱，特別傷感，這是什
麼原因造成的呢？

在中醫看來，女子屬陰，春天屬陽，且春天是一個從陰到陽的過渡階段，少女屬於陰中之陽，能接春天陽氣，體內的陽氣逐漸上升，向外發散，其表現就是感情的勃發，所以叫「少女懷春」，春心萌動而不能得以釋懷，所以就叫傷春了。在古代的一個節日「上巳節」的時候，男女是可以合法約會的，允許男女聚會的目的，就是爲了避免傷春對身體的損害，這一天是現在的農曆三月初三，已經演變成「又是一年三月三，風箏飛滿天」的風箏節了，從養生的角度來看，這也是一種順應，一種心情的放飛，是一種治療春三月產生情緒變化的良方。

如果出現了憂鬱、情緒波動、多愁善感的朋友，要格外注意，因爲體內陰氣偏盛，抑制了陽氣的升發，如果不能及時調節，與自然界同步，促進人體的陽氣正常發散，就很容易患抑鬱症或出現抑鬱情緒。心病還要心藥醫，精神的調攝是防止情志病最爲重要的。

春季正值春暖花開之時，正是出遊的大好時機，踏青問柳，遊山玩水，都是調理情志的重要手段，而且有一種與大自然融合的和諧感。此外，有意識地培養自己開朗的性格也很重要，一項有關長壽秘訣的調查結果顯示，其中

96% 的壽星都是性格開朗的人。對於情緒的抑鬱，也可通過食療獲得一定的改善。給大家介紹一道疏肝解鬱，源於《飲膳正要》的藥膳美食：「玫瑰花烤羊心」。

中醫裡有句話「肝藏血，心行之」，中醫學認爲，動物臟器是「血肉有情之品」，以臟補臟，容易產生「同氣相求」的效果；所以這裡採用羊心，主要是用來補心的。因爲心具有「主血脈」的功能，經常愁眉不展，難免心血不旺。心血不充盈，就難以正常運行肝臟所藏之血，久而久之，使肝氣鬱結，變得急躁易怒。正因爲心與肝的關係異常密切，所以，人們常用「心肝」比喻最親近、最疼愛的人。

玫瑰花烤羊心

- 取鮮玫瑰花 50 克或乾品 15 克，羊心 50 克，食鹽 5 克。
- 將鮮玫瑰花放入小鍋內，加入食鹽，煎煮 10 分鐘待冷備用。
- 羊心洗淨，切成長 0.5 公分、寬 0.3 公分、厚約 0.1 公分的小塊，穿在燒簽上，邊烤邊沾玫瑰鹽水，反復在明火上烤炙，烤熟稍嫩即可。

　　總之，春作為四時之首，既是自然界陽氣開始升發的時令，也同樣可以看做是養生的開始，此時，人應該本著「人與大地相應」的基本出發點，自然向上向外疏發人體之陽氣，才可讓我們的肝像春天的樹木一樣開懷舒展。

早春養生，捂捂更健康

　　迎春花開，燕子飛來，春天帶給人溫暖，帶給人歡欣，也帶給人勃勃生機。春天固然可愛，但「春日春風有時好，春日春風有時惡，不得春風花不開，花開又被風吹落。」王安石的這首詩，把早春多變的氣候特徵描寫得惟妙惟肖。早春天氣，人變趕不上天變。而由於春季正處於陰退陽長，寒去熱來的轉折期。此時人體經過一冬的收縮，開始變得舒展，毛孔也從封閉狀態到開始張開。

　　這時如過早脫去冬衣，往往會在不知不覺中感受風寒致病，如流行性感冒、急性支氣管炎、肺炎等。所以，古人給我們傳下了「春捂」的妙方。《攝生消息論》中說：「春季天氣寒暖不一，不可頓去棉衣，老人氣弱骨疏體怯，風冷易傷腠理，時備夾衣，溫暖易之，一重減一重，不可暴去。」

　　意思是說，春天不要猛脫衣服，要根據氣溫的變化，隨時增減衣物，尤其是老人更要注意保暖。百歲藥王孫思邈也曾說：「春天不可薄衣，令人傷寒，霍亂，食不消，頭痛。」民間也有「吃了端午粽，再把棉衣送」、「春捂秋凍，不生雜病」等俗語，可見在春寒料峭、濕氣襲人之際，還是要多穿一些衣服，適當地「捂一捂」，既是順應陽氣升發的需要，也是爲了抵禦時邪、預防疾病。

春捂的重點是下半身：腿和腳

　　《老老恆言》中這樣寫道：「春凍半泮，下體寧過於暖，上體無妨略減，所以養陽之生氣。」藥王孫思邈在《備急千金要方》中也提醒春時衣著宜「下厚上薄」，就是說春令時節，下身應該多穿一些，而上身可以少穿一些。中醫養生諺語「寒從腳起，濕從下入」講的也是關於下體腿腳的保暖。

　　先從腳說起，腳，素有「人體的第二心臟」之稱。從經絡學上來看，人體的五臟六腑在足部都有感應點和反射區，《黃帝內經‧靈樞‧逆順肥瘦》中說：「足之三陽，從頭走足；足之三陰，從足走腹。」可以看出，足部不僅是足三陰經的起始，還是足三陽經的終止處。

　　足部的六個穴位，分別對應六條經脈根部。足踝以下，雙腳共有 66 個穴位，是五臟六腑精氣輸注匯聚的地方。這些地方受到濕寒侵襲，五臟六腑都會受到影響。而且腳位於人體的最底下，距心臟的位置最遠，血液循環最為不暢，所以腳更容易受到寒濕之氣的侵襲。腳部保暖除穿上合適的鞋襪外，每晚睡前需用熱水浸泡。

　　再來說說腿，中醫認為「風邪」是致病的六淫之首，在《黃帝內經》中，也有著「風為百病之長」的記載。在我們的大腿外側，膽經之上，有一個特殊的穴位「風市」。「市」就是「雜聚」的意思，所以人體的「風市穴」就是各種風邪的聚集之地。如果不注意保護腿腳，風邪便會攜濕寒由這個穴位侵入人體，在風邪的長期侵襲下，容易形成「風寒腿」，患上風濕性關節炎等病。

　　腿部的保暖很簡單，只要穿上一件貼身的棉質長褲就可以了。除了注意防寒保暖外，敲風市穴也具有將虛邪賊風拒之門外的功效。敲風市穴很簡單，坐著、站著都可以敲，尤其是當我們感覺累了，敲 20-30 下，便會讓健康「隨風而至」。「乾洗腳」的方法也不錯：用雙手從大腿根部按摩至足踝，再從足踝按摩回大腿根部，重複按摩

10-15 次就可以了。

　　「春捂」並不是說穿的衣服越多、捂的時間越長就越利於健康，而是有條件的。儘管春天已經到來，但早晚溫差變化還是很大，天氣的回暖至少需要 10-15 天的時間，在這段過渡時期內，要做好防寒保暖工作。一般情況下，最短也要捂 10-15 天，每個人的體質不同，「捂」的時間長短也不盡相同。體質熱的人可以少捂幾天，老人、小孩和一些體質偏寒的人，可以多捂幾天。具體情況還得根據氣溫、晝夜溫差和自身感覺來決定。

　　可以以 15℃作爲衡量標準，如果溫度高於 15℃，就可以適當脫掉一些衣服，但如果溫度低於 15℃，那麼爲了自己的健康著想，還是先讓厚衣服多陪伴你幾天吧。其次應該多關注天氣預報，瞭解晝夜溫差變化。早春時節，天氣乍暖還寒，早晚氣溫變化較大，提前知曉，既能爲出行帶來方便，同時又不會因春寒突襲而影響身體健康。如果天氣預報之晝夜溫差超過 7-10℃時，那麼防寒保暖便是必要工作了。

　　捂不捂，要看個人的冷熱感覺，如果捂著沒有冒汗、咽喉發乾，即便氣溫稍高於 15℃也可以適當多捂幾天。

但如果捂後身體容易出汗，那就可以脫掉厚重的衣物了，以防捂出了汗被冷風吹襲，更容易生病。除了穿衣保暖外，也不要過早地摘掉帽子、圍巾。

天熱出汗後，不要猛脫衣服，以免時邪隨疏鬆的毛孔侵入體內；洗完頭髮應該及時用毛巾將濕髮擦乾，因爲濕氣停留在頭部，容易由表及裡深入腦內，引發頭痛等症狀，如果再碰上涼風吹襲，「偏頭痛」則是在所難免的了。

身體比較脆弱的人，不要用涼水洗臉、洗手，以防濕寒侵襲關節和頭部。春捂，是防寒保暖的必要工作，但也只是被動的防禦，最好的方法還是平時多去公園散步，多進行一些肢體鍛鍊，養成早睡早起的好習慣，這樣才能增強機體抵禦外邪的能力。

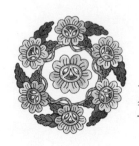

夏養心是關鍵

夏日迴避太陽不可取

夏天是個火熱的季節，在這樣一個季節中，養生是比較困難的，但如果夏天就不能很好的順應自然規律養生的話，到了秋天收穫的季節，就不會有很大的收穫，到了冬天該收藏以養精蓄銳，享受健康的時候，也沒有什麼太多可供自己收藏的。

《黃帝內經》告訴我們：「夏三月，此謂蕃秀，天地氣交，萬物華實，夜臥早起，無厭於日，使志無怒，使華英成秀，使氣得泄，若所愛在外，此夏氣之應，養長之道也。逆之則傷心，秋為痎瘧，奉收者少，冬至重病。」意思是說，夏季這幾個月天地繁榮茂盛、精氣外達。因為此

時天地之氣相交，陰陽相交，天氣垂降，地氣升騰，萬物該開花的開花，該結果的結果。此時養生，要做到不貪陰涼，多採天地之間陰陽相交的能量與陽氣。如果不懂得怎麼做，就是不要去躲避太陽，這樣就是「無厭於日」。

　　心裡不要煩躁。要「使志無怒」，不要讓自己的情志出現煩惱，要「使華英成秀」，「華英」就是生命深處的一種能量、情懷、靈感，包括生命深處的精彩都要讓它釋放出來。比如說夏天工作累了，到晚上約朋友出來，該喝酒就喝酒，該唱歌就唱歌，即便是哪天心情很鬱悶，一定也要找一個好朋友去傾訴一下、或者哭一場也好，不能壓在心裡！只要讓心內一切的積鬱都吐出來，就會健康的，這是「使氣得泄，若所愛在外」。

　　夏天如果不這樣做的話，問題又出現了，叫「逆之則傷心，秋為痎瘧，奉收者少」，就是說如果不這樣做，便會傷著我們的身心，到了秋天，身體就容易有寒熱往來的疾病。比如夏秋之交，很多人都會咳嗽甚至上吐下瀉的，就是夏天貪涼惹的禍，到時若還不懂得調理，冬天一來，病情就會加重，歷來冬至前後病死的人較多，其根源就是夏天沒注意養生所導致的。

夏天養生要領

● 晚睡早起

夏季日照時間比之春季進一步延長，到了長夏季節，白天的時間爲一年中最長的時候。白天時間長，意味著自然界陽氣最盛，發散得最充分。因此起居活動要順應這種變化，《黃帝內經》說「夜臥早起，無厭於日」，就是要求我們睡眠的時間要減少，活動的時間要增加。

夏季晝長而炎熱，容易使人倦怠而沉湎於睡眠中，《黃帝內經》特意對此進行了提示，要儘量順應夏季的自然屬性，多活動，少睡覺，促進陽氣的長養。很多人可能都有這樣的體驗：夏天睡得越多，就越感到疲憊、無力，精神倦怠，這就是陽氣和心氣被抑制的表現。

由於夏季白天時間長，人體的陽氣總處於一種發散的狀態，午時爲陽氣最盛的時段，其發散的態勢就更強。因此，很多體質偏弱的人，尤其是心陽虛者，平時易於出現心悸、胸悶，極易在午時出現不適。調整的方法是，在夏季的中午，進行適度的午睡，這樣可以緩解一下陽氣的過度發散；同時中午 11-13 點，是一天中心氣主令的時段，適度的睡眠也可以養心氣。每天中午睡眠的時間，以一小

時左右爲佳，不可太長，過長的午睡，就違背了夏季的養
生總則。

● 不要貪涼

現代人最貪涼，許多人沒有空調簡直沒法活，不來點
冰鎮飲料、冰淇淋之類的東西，彷彿夏天就無法過，這些
都是有損健康的做法。夏天在五行中屬火，在五臟中，心
屬火，所以夏季對應在人體的五臟就是心。火旺自然就要
燒掉一些水，水對應的是腎，所以古代中醫認爲夏季心火
旺，腎水衰，哪怕是大熱天，也應儘量避免吃冰冷的東
西。

北宋醫學家陳直先生撰寫的《養老奉親書》裡說：「不
得於星月下露臥，兼使睡著，使人扇風取涼。」意思就是
說，夏月暑熱，不宜在屋簷下、過道處乘涼，露天躺在外
面看星星數月亮的浪漫之舉更是使不得，至於睡著讓人搖
扇取涼，更容易招致邪氣致病。

夏天貪圖寒涼，陳直認爲，容易讓邪風進入組織肌肉
甚至骨髓裡，輕則惡寒頭痛，肌膚發熱，關節痠痛，重則
誘發卒中偏癱等嚴重病症。這聽起來似乎相當嚴重，現代
人不大願意相信，實際上古人的說法並不誇張，比如說我

們都知道騎摩托車的人容易得關節炎，但騎摩托車的人，關節炎不是在冬天得的。因爲冬天騎摩托車的人，把膝蓋包裹得很嚴，寒氣不容易進去。反倒夏天，人的腠理開放的時候他騎著摩托車兜風，這時候寒氣就進去了。

再比如說在廚房炒菜，本來熱火朝天、汗流浹背，然後突然想起冰箱裡有個菜沒拿出來，一開冰箱一伸手，就那麼一下，寒氣一下就進去了。另外，寒涼的食物，也應儘量少食。因爲中醫認爲夏季「陽氣外發，伏陰在內」。是說在夏季這幾個月，陽氣發於表，內裡（比如脾胃）因此反而是寒涼的，如果再不斷地進食寒涼的食物，人體就需要動用太多的陽氣來對付這些寒涼的東西，那樣就不是順天應時，而是違背自然之舉，會消耗太多元氣。

有一句話「冬吃蘿蔔夏吃薑，不用醫生開藥方」，夏天吃生薑道理就在夏三月，人體的陽氣溢於體表，體內陰寒，吃點薑，可以溫熱散寒。舉一反三，冬天主收藏，熱氣蜷縮在體內，吃點兒理氣的蘿蔔，可以把體內結滯的熱氣驅散開。所以夏天在飲食方面，要記得多往飯菜裡放點薑。

講了這麼多，目的就是要大家不去貪涼。如果實在太

熱，可適當用風扇避暑，如果用空調，最好是打開隔壁屋的空調，然後把門打開，待在另一間沒有空調的屋子裡。心靜自然涼，在夏天天熱的時候，不妨閉目養神，讓燥熱的心平靜下來，穿衣要注意衣料能透氣散熱，以淺色衣服為佳，居家環境宜用淡綠色、淺藍色、乳白色來裝飾。

● 晚上睡覺時，胸腹要蓋東西

即使外出露宿時，應搭個帳篷；出汗很多，不要用冷水馬上沖洗等，總之，只要能夠知道夏天也需要防止寒涼的道理，實際上方法大家都會去想的。接下來簡單談些夏三月各月的養生措施：

孟夏四月（約陽曆五月）天氣已熱，植物茂盛，大地一片翠綠。這樣的氣候環境有利於人體心臟的生理活動。要注意衣薄被單，若感冒不可輕用發汗之藥，汗出過多會損傷心血。老年人氣血易滯，血脈易阻，每天清晨可吃少許蔥頭，喝少量酒，使氣血流通，心脈無阻，便能防止心病發生。情志宜開朗暢懷，安閒自在，切忌暴怒傷心。

仲夏五月（約陽曆六月），氣候炎熱，禾苗茁壯，果實青青。不要貪涼而露天睡臥，不要大汗而裸體吹風，不要吃生火助熱的食物。飲食宜清淡，心情宜恬靜，心靜自

然涼。五月五端午節，宜將艾葉懸掛門上或將貫仲放入飲水缸內，以預防夏季傳染病。

季夏六月（約陽曆七月），炎暑季節，暑氣逼人，宜避暑納涼，居通風空敞之處，水亭林蔭之中。但切忌將身浸入冷水裡。老年人更不宜臥月星下，宜靜心調息，常覺冰雪在心，自然渾身清爽。

正如宋代養生學家蒲虔貫所說：「避暑有要法，不在泉石間，寧心無一事，便到清涼山。」這個時候不宜喝冰水、吃雪糕，更忌肥膩食物。老人腸胃虛弱，最易受傷，而且常是內寒外熱；口渴可用烏梅泡開水當茶飲，祛暑解渴。

炎炎盛夏，中暑走開

諺語說：「孕婦過三伏，腹中揣火爐。」不僅僅是孕婦，其他人在三伏天日子也不好受，熱啊，俗話說：「冷不過三九，熱不過三伏。」三伏天是一年中最熱的時期，所以每到這個季節，很多人都會受到頭暈目眩、心緒煩躁、食慾大減、胃腸道功能紊亂等症狀的困擾，甚至有可能患上熱傷風、中暑、痢疾等疾病，因此，在三伏天裡，

一定要小心防範這幾種疾病，尤其是中暑，更需積極預防，因為發病率和致死率都非常高。

提起宋代詞人秦觀，他的「兩情若是久長時，又豈在朝朝暮暮」等經典名句，可以說是婦孺皆知，可大家知道這個秦觀是為何過世的嗎？就是死於中暑。據《遊宦紀聞》卷十記載：「至藤，傷暑困臥，至八月十二日，啓手足於江亭上。」藤指的是今天廣西的藤縣。傷暑即傷於暑邪，就是說，秦少游先生是在藤縣中暑而亡的。

三伏的「伏」字就是隱伏之意

養生一定要順應天時，三伏的「伏」字就是隱伏之意，就是說在太陽大的時候，要將自己隱伏起來，不能逆天而行，不隱伏，就會被夏天的邪氣所傷，夏天的邪氣是什麼，暑氣！中暑就是被暑邪所中，中暑的「中」字，形容暑熱侵犯人體，來勢兇猛，有如箭頭、石塊猛烈擊中人體一樣。

和中一樣，暑字也很有意思，上面一個「日」字，下面還是一個「日」字，說明了暑氣是一種極熱之氣，所以《黃帝內經・素問・五運行大論》才用：「其在天為熱，在地為火……其性為暑」來形容暑氣。

暑氣最易損傷人的津氣

在中醫看來，暑氣最易損傷人的津氣。因為夏天溫度比較高，人們的毛孔處於開放舒張狀態，所以人體律液很容易通過毛孔以汗的形式外泄。津液外泄的同時，氣也會隨著汗液流失。在中醫的觀念裡，氣是依附在津液上面的，津液是氣的載體，津液蒸發時也會順便帶走一部分氣，所以也會出現一些耗氣的症狀，比如乏力、懶言等。這就是《素問·陰陽應象大論》中說的「壯火食氣」，火大了，把氣都給吃了。

這時候如果不及時治療，便出現重度中暑而倒的情況。大家記得老舍的《駱駝祥子》吧？拉了一天人力車的人靠在路邊大瓢大瓢地喝水，突然一頭栽倒在地，中暑了。一些盛夏高溫，還需在室外奔波的人，突然昏倒在地，便是屬於這種情況。

隨著人們生活水準的提高，工作環境改善，這種中暑的病例並不太多見。倒是另外一種中暑類型「陰暑」較為常見。什麼是陰暑？「動而得之者為陽暑，靜而得之者為陰暑。」烈日下勞動、長途趕路，或在高溫下長時間奔走引起的中暑均為「陽暑」，而「陰暑」則是由於過於避熱

趨涼引起的。

過於避熱趨涼引起的「陰暑」

《紅樓夢》中有一段寫林黛玉中暑的經過，說是到了清虛觀之後，因天氣炎熱，便尋那陰涼處多待了一會兒，結果就中暑了，所以林黛玉所中的暑就是陰暑。由此可以看出，陰暑證其實是暑天受寒得的一種病。

與冬天相比，其實夏天更容易受涼，因爲夏天天熱，人體的毛孔是張開的，如果突然受涼後，毛孔便會驟然關閉阻塞，時間長後會引起排汗功能遲鈍而引發中暑。所以要預防陰暑的發生，切不能：

- 過於貪食寒涼。
- 不可露宿太久。
- 不可通宵達旦地吹電扇，空調溫度不要調得太低。
- 大汗之後不要立即沖冷水澡。

如果違反了這些禁令，背天道而行，中暑也許將會與你不期而遇。想要保證不被中暑所光顧並不難，只要保持一個適當的置身環境溫度即可。中暑的治療方面：由於陽暑是受熱後傷津耗氣所致，所以治療措施應以清熱、補氣爲主。說到清熱補氣，西瓜有不錯的清熱效果，特別是西

瓜皮，不但清熱效果好，補氣效果同樣非常理想，中藥方劑中有個叫「白虎湯」的古方，是清熱的好方子，而西瓜皮就有「天然白虎湯」的美譽。吃西瓜皮不但有預防中暑的功效，就算是輕微中暑時吃了也能收到很好的效果。給大家介紹一道與西瓜皮有關的藥膳：

二豆西瓜皮飲

- 赤小豆 20 克，綠豆 30 克，西瓜皮 60 克。
- 將西瓜皮洗淨，削去外皮，切成塊；綠豆和赤小豆清洗乾淨，將三種食材一同放入鍋中加水燉煮。
- 煮熟後可代茶飲，每天 2-3 次即可。

這道藥膳中的赤小豆，主要作用是袪濕，因為在中醫看來，暑必兼濕，清熱的同時還必須袪濕。所以這裡要加入袪濕能力強大的赤小豆。

綠豆被李時珍盛讚為「菜中佳品」、「濟世良穀」。這是因為綠豆不但是清熱的名藥，在解毒方面同樣身手不凡，據文獻記載：綠豆具有解酒毒、解藥毒、解農藥毒、解食物毒……所以這道藥膳裡也用到了綠豆。

做這道藥膳的時候，注意不要去掉豆皮，現在很多人只吃豆肉，這種吃法並不可取，因為豆皮的清熱功效比豆

肉還強，有一味中藥叫綠豆衣，就是由綠豆皮加工而成的。最後提醒大家，綠豆性寒，對於脾胃虛寒的人，少吃為妙。

陽暑的急救，則主要以「十滴水」為主，十滴水主要作用就是祛暑濕，「十滴水」是酒精溶液，發揮作用快，能夠很快將身內暑氣和濕氣帶走，所以又有「急救十滴水」之稱。在中暑時服十滴左右，能很快緩解中暑症狀。但平時則不可隨便服用。若是孕婦患了陽暑，則就需要立即就醫，不要隨便服用這類藥品。

陰暑的治療，則主要以辛溫解表為主，因為陰暑是寒濕外襲，同時毛孔封閉，陽氣在體內鬱結化火所致，因此首先應該解除表層的包圍，其次再將進入體內的濕寒之氣化掉。香薷、佩蘭、藿香、生薑都是常見的解表藥。所以有很多患者中暑後，只需要用生薑汁灌服，即可緩解，取的就是生薑的解表功效。

刮痧也有很好的解表功效，小孩夏天愛吃冷飲，所以中暑的特別多，這個時候只要給他刮刮痧，不到幾分鐘，就會痊癒。所以即使是現在醫學發達了，大家學一點老祖宗傳下來的祛暑方法，還是很有用的。接下來介紹一種治

療陰暑的藥膳：

藿香生薑粥

- 藿香 15 克，生薑 15 克，粳米 150 克。
- 將藿香用清水煮 25 分鐘，過濾，留取汁液；生薑洗淨，切成薄片；粳米淘洗乾淨，去泥沙。
- 將藿香、粳米、生薑片同放入鍋內，加水 800 毫升，置武火燒開後，再用文火燉煮 35 分鐘左右即成。

說起藿香大家並不陌生，藿香正氣水的君藥就是這個藿香，藿香和十滴水一樣，都是平時常見的解暑應急藥品。「藿香正氣方」自宋代就被收入我國第一部成藥方典《太平惠民和劑局方》中，歷經一千多年的臨床驗證，久用不衰，並且顯現出越來越強的臨床優勢和生命力，堪稱治療夏季中暑的良藥。

但藿香是治療陰暑的，而十滴水是治療陽暑的，兩者絕不能相互取代。因為藿香除具有祛暑解毒的功效外，還有發汗功能，是著名的發汗藥，而陽暑因流汗過多損耗津液所致，所以誤用了藿香正氣水，等同於火上澆油。因此，拿藿香正氣水當十滴水用，或者拿十滴水當藿香正氣

水用，都是非常不可取的。

　　這道粥裡用藿香的目的，也是取其發汗功能。「冬吃蘿蔔夏吃薑，不用醫生開藥方。」生薑的功能是解表和驅寒的常用藥。由於夏天易受寒涼，因此多吃一點生薑以驅寒。對於體質偏熱的人，吃薑太多會上火。所以體質偏熱的人不宜食用這道藥膳。

陰陵泉、百會、印堂，預防陰暑和陽暑

　　無論是陰暑還是陽暑。按摩都具有很好的預防效果，特別是每天按揉陰陵泉和百會、印堂等穴。

　　陰陵泉具有健脾利濕的功效，堅持按揉此穴，可以保持脾的運化水濕功能正常，還可以把多餘的濕排除。陰陵泉穴在脛骨內髁下緣與脛骨內側緣之間的凹陷處（將大腿彎曲 90°膝蓋內側凹陷處）。每次按摩 100-160 下，每日早晚按摩一次，兩腿都需按摩，對防治中暑有一定的療效。百會穴與印堂穴，對中暑也有一定療效，可多按摩。

寒證，夏季是治療陽虛證的絕佳時機

　　夏季是全年溫度最高，陽氣最盛的時節，在養生保健中常有「冬病夏治」的說法，所以對於那些每逢冬季發作

的慢性疾病，如慢性支氣管炎、肺氣腫、支氣管哮喘、慢性腹瀉、風濕痹證等陽虛證，是最佳的治療時機。因爲這些冬病多與陽氣不足有關。

所謂陽氣不足，相當於火力不足，也就是自身熱量（能量）不夠，產熱不足，導致寒從內生。要改變這種體質，需要未雨綢繆，不要等到冬季發病的時候才去治療。冬天不僅人體內部產熱不足，外界同樣也是一片冰涼，裡應外合，便毫無解凍的可能；而在盛夏之際，不但人體陽氣最爲充足，自然界也是一片火熱，借助這種內外夾擊的方式，可有效治療冬季疾病。

冬病夏治的治療，一般採用內治和外治相結合的治療方式進行：內治，就是內用溫熱，即服食偏溫熱的飲食。什麼食物具有良好的補陽效果？在這裡推薦輕鬆補陽的粥食：

山藥羊肉粥

- 新鮮淮山山藥 500 克，羊肉 250 克，糯米適量。
- 將羊肉、鮮淮山藥洗淨後，同入砂鍋，加水適量，煮爛入糯米，加水煮成粥。

此粥具有補脾止瀉，補氣暖胃的功效。適用於脾胃虛

弱而致慢性泄瀉、食慾欠佳、四肢不溫或陽痿不舉等證。但是對於濕熱所致的泄瀉者忌用。這款粥的主要食材是羊肉和山藥。但是有很多人會擔心：「在夏季吃羊肉會不會不好？」中醫認為「補在三伏」，要以溫食為主。

羊肉味甘性溫，能益氣補虛，是夏天進補、養陽氣的佳品。《黃帝內經》記載「聖人春夏養陽，秋冬養陰」，可見對於那些需要冬病夏治的患者來說，適時的多吃些羊肉是可以祛濕氣、避寒冷、暖胃生津、保護胃腸。

山藥性涼，熟食化涼為溫，補而不滯，不熱不燥，藥性平和。山藥可整頓消化系統，減少皮下脂肪沉積，避免肥胖，且增加免疫功能。以生食排毒效果最好。可見這一熱一冷的平衡組合，在夏日補充陽氣的同時，又可以放心的享用，真是既健康又美味。

艾灸「關元」穴，外散風寒

內補之外，剛才還提到了外散風寒。艾灸關元穴不失為一個好辦法，《扁鵲心書》中說：「保命之法，灼艾第一。」

在《扁鵲心書》中還有一則這樣的故事：南宋的時候，在紹興，有一個軍人名叫王超。退伍之後成為江洋大盜，

爲非作歹。當他已年近百歲的時候依然精神飽滿，肌膚腴潤，身體健碩。後來他被官府抓住，審判官問他：「你有什麼養生妙術，以至於在這麼老的時候依然身體如此健康？」王超回說：「我年輕時，師傅教我在每年的夏秋之交，在小腹部的關元穴，用艾條施灸千炷。時間久了，冬天不怕冷，夏天不怕熱，幾日不吃飯也不覺得餓，臍下總是像有一團火那樣溫暖。」王超被處死後，人們將他的腹暖之處剖開，看見一塊非肉非骨之物，凝然如石，這就是長期用艾火灸出來的。

關元穴在肚臍下三寸的地方。也就是人們口中常說的丹田穴，《扁鵲心書》中有「每夏秋之交，即灼關元千壯，久久不畏寒暑。人至三十，可三年一灸臍下三百壯；五十，可二年一灸臍下三百壯；六十，可一年一灸臍下三百壯，令人長生不老」的記載。《太平聖惠方》也曰「引岐伯云，但是積冷虛乏病，皆宜灸之」。

艾灸關元穴：

- 把艾條的一端點燃，距離皮膚 2-3 釐米爲宜。
- 艾灸的時候以局部有溫熱感而不灼痛爲宜，每次灸 15-30 分鐘，灸至局部皮膚產生紅暈爲止。

● 隔日灸一次，每月連續灸十次。

如果不方便艾灸，那麼每天按摩也可以，注意按摩時不可以過度用力，按揉時只要局部有痠脹感即可。此外，足三里、神闕、氣海都是冬病夏治的常用穴位。

艾灸足三里穴：

● 左右兩穴同時進行，灸完為止。

● 每日一次，勿燙傷患者。可理脾胃、調氣血、助消化、補虛弱。

神闕穴與氣海穴的救治方法同足三里，每日一次。作用主要有復甦固脫、溫補元陽、健運脾胃、理氣和腸等。最後一個常用的艾灸穴位是背俞穴，艾灸背俞穴最好由針灸科大夫來幫助灸治。《類經附翼》說：「天之大寶，只此一丸紅日；人之大寶，只此一息真陽。」背俞穴是臟腑之氣輸注之處，是陰病行陽的重要場所。用陽氣灸陽位，可治療五臟六腑虛損。如大家熟知的冬病夏治對咳喘的治療，許多穴位就是採用背俞穴，所以背俞穴也是夏天用陽之位補陽的重要場所。

艾灸雖然能夠有效治療冬病，但在大悲、大喜、大怒之時進行灸治，效果是會大打折扣的。另外太飢、太飽都

不適合艾灸，尤其是患有胃腸疾病的人，更應該注意這些。冬病夏治還要注意一些飲食上的禁忌，一定要少吃辛辣生冷的食物！千萬不要錯過大暑這個治療冬病的不二時機，趕緊檢查一下自己的身體，在這個盛夏時節，好好的養生。

秋養生無外其志

收斂，不外散精氣神是「無外其志」

《黃帝內經·素問·四氣調神大論》說：「秋三月，此謂容平，天氣以急，地氣以明，早臥早起，與雞俱興，使志安寧，以緩秋刑，收斂神氣，使秋氣平，無外其志，使肺氣清，此秋氣之應，養收之道也。逆之則傷肺，冬為饗泄，奉藏者少。」

用現代方式整理一遍，即為：秋季這三個月，天地萬物都處於包容、容納、飽滿、平定的待收納狀態。天上的氣機比較「急」，就是說，秋天的氣機比較急躁、乾燥、收斂，天上的陽氣迫不及待要收斂，地上的陰氣也停止蒸騰而開始收藏，所以天地之間既有一股肅殺之金氣，又有

一種越往高處走，越覺得神清氣爽的容納、平和之氣。

「秋高氣爽」說的就是這回事。此時的養生，是要順天應時，早睡早起。睡多早起多早呢？最好晚上十點半前就睡，清晨日出的時候就起來！中醫認爲，腎藏志，腎精不妄動，「志」才能得安寧！那些終日雜念紛飛，神志不安的人，問題都出在腎精妄動上。這種病的治療不能用藥物，而應該在秋天氣機肅殺的時節，用「歡喜心」來對治。

如果能夠不妄動腎精，使心志安寧，身體被秋後算帳的機會就不大，所以不要過度消耗自己，就可以減緩秋天的刑罰。爲什麼說秋天有刑罰？因爲秋季的氣機總體上是收斂而不升發，是把生機回收，這就相當於「殺生」了。秋天的生氣被回收，殺氣便重，所以歷代統治者都懂得要「秋後問斬」以順天應時。

人體就更應該要收斂神氣，不要外散精氣神，這就是「無外其志」，使自己的元精、元氣、元神得以安寧、收斂，才是最好的秋季養生！綜合《黃帝內經》的相關論述，我們可以得出秋季的養生法度。

早睡早起，與雞俱興

因爲過了夏至之後，白天逐漸縮短，夜晚開始延長，

這是陽氣開始收斂的最明顯標誌。為順應這種變化，睡眠也要隨之調整：一則早睡，逐步促進陽氣收斂的改變，並防止秋季寒露傷人；一則早起，來呼吸秋季清爽的空氣。早起的具體時間，《黃帝內經》給的標準是「與雞俱興」，即早起也不要早於雞鳴階段，否則，睡眠不足，無法促進陽氣的收斂。

其次要注意平穩情緒，寧心安志，在四季精神調攝中，《黃帝內經》對春季和秋季兩個季節似乎著墨尤多，其主要原因在於這兩個季節，均是陰陽之氣轉換的時節，容易使人出現低落、憂鬱、惆悵的情緒。「佳人傷春，才子悲秋」，古代文人的詩詞歌賦，有很多都是以悲涼的情懷詠歎秋季的。

《黃帝內經》在春秋季節的養生要求中，均格外強調對精神的調攝。春季的調養原則是要保持精神的愉快、舒展；而秋季則有所不同，在萬木凋零、紅消綠瘦的季節，人們保持愉快的情緒是很困難的，因此，要保持情緒的平穩、收斂與淡泊，平靜心志，以一種超然的姿態度過秋天。這就是《黃帝內經》所言「使志安寧，以緩秋刑，收斂神氣，使秋氣平，無外其志，使肺氣清」的養生法則，

才能減少秋天的肅殺之氣對人體的影響。秋三月的養生方法，每個月上方法卻略有不同：

孟秋七月（約陽曆八月），是一個收成季節，宜早起早臥，練功舞劍預防脾病。由於本月晝熱夜涼，溫差較大，雨水多，濕熱重，所以宜吃「荷葉粥」以芳香化濕，開胃健脾。

仲秋八月（約陽曆九月）氣候轉涼，暑氣全消，人覺清爽。一場秋雨一場寒，應及時增添衣服，防止秋涼感冒。仲秋當心冷風來，哮喘病的患者，常在此時發作，應練呼吸氣功，增強肺氣，減少發作。

季秋九月（約國曆十月），重陽佳節，天高氣爽。此時「落霞與孤鶩齊飛，秋水共長天一色」，可在九月九日重陽節登高觀景，賞菊吟詩，抒暢情懷。切不可見秋風落葉，產生垂暮之感；應有「霜葉紅於二月花」之慨。宜飲菊花酒，使人長壽無病。秋天氣候乾燥，人多血枯津燥，宜服蜂蜜、芝麻等養血潤燥。

燥邪是秋天皮膚的最大敵人

《紅樓夢》裡寶玉曾經說過一句非常有名的話：「女

兒是水做的骨肉，男子是泥做的骨肉。」所以見了女兒總會讓人神清氣爽。水與女人似乎是密不可分的，因此才有了秋水伊人的那份婉約與動人。如果一個女人失去水的滋潤，只怕就成了風乾的花束，也沒有那種風情了。所以對於愛美的女性來說，燥邪肆虐的秋天是一個非常讓人頭疼的季節。

為什麼有的人皮膚光滑，有的人卻形容枯槁？這與人體的津液是密不可分的。津液也就相當於西醫中所說的體液。人的津液可以分為兩種：輕而稀薄的稱之為「津」，流動性較大，可充盈血脈、潤澤臟腑，外達皮毛孔竅，易於損耗也易於補充。黏稠的則稱之為「液」，流動性較小，以充養骨髓、滑利關節為主，不易損耗，不易補充。津和液之間可以相互轉化，因此常津液並稱。

津液有滋潤和濡養的功效，只是分工不同，津以滋潤為主，液以濡養為主。津液是有形的，屬於陰的範疇。除了津液，血也屬於陰的範疇，因此才有了「津血同源」之說。《望診遵經》認為：「蓋潤澤者，血氣之榮，光明者，潤澤之著，有血氣即有潤澤，有潤澤即有光明也。夫光明潤澤者，氣也。」

　　意思是說，皮膚的潤澤都依賴於氣血津液的濡養，若氣血津液充盈，皮膚就會光潔有致；肌膚晦暗無光，則表明津液虧虛。津液對於人體是十分重要的。如果將人體看成一個自然界的話，津液就如同河流。只有保障河道中的水流充足通暢，周圍的樹木才能得到正常滋養。如果河流裡的水枯竭了，土地就會乾裂，草木就無法生長。

　　人體也是如此。津液匱乏便不能上升於頭面，就會出現口舌乾燥症狀；津液不能下輸於大腸，大便也就排不出來了；不能上輸於體表，皮膚自然就會乾燥。入秋之後，雖然暑熱漸退，但主令秋燥的影響日益明顯，這樣極易耗傷人體津液。秋後皮膚總會乾燥、脫皮、發癢，就是受秋燥氣候的影響。可別小看因秋燥而導致的皮膚乾燥問題，如果不及時加以治療的話，有可能會導致紅腫並感染，嚴重的還會轉變為皮炎。所以秋季護膚不只是為美麗加分，更是為健康加分。

保濕保養，一定要在皮膚還濕潤的時候做

　　保養肌膚首先要做好肌膚的保濕工作，平時可以多塗一些保濕效果較強的保濕產品。使用保濕產品時一定要注意，就是一定要在皮膚還濕潤的時候將保濕霜均勻地塗

上。如果皮膚已經乾燥，這時再塗保濕產品是不會有什麼效果的。還要注意飲食上的調養，辣椒、花椒、桂皮、生薑、蔥、酒等辛辣上火之品最好少食，以免加速體內津液的流失。平時可以多食一些白色食物，如銀耳、百合、蓮子、山藥等，這些食物都有滋陰潤肺的功效，對抵禦燥邪侵襲有很好的效果。

中醫有條原則，食在當令，吃當時當季產的食物其養生效果是最好的。就秋季而言，哪怕只是開在當令的花朵對我們的健康也是大有裨益的。例如北京人秋天最愛喝的菊花茶，除燥的效果就比較好。「採菊東籬下，悠然見南山。」每年的秋天，也是菊花盛開的季節，而菊花茶也在這一刻上市。特別是在浙江一帶，閒暇之餘沿著古老的青石路信步而走，到處可聞：「杭白菊！」的叫賣聲。可別小看這小小的菊花，藥用功效也是不可低估的。

《本草綱目》認為：「菊，春生、夏茂、秋花、冬實，備受四氣，飽經霜露，葉枯不落，花槁不零，味兼甘苦，性稟平和。」、「甘菊，其味辛，故能袪風而明目，其味甘，故能保肺以滋水，其味苦，故能解熱除燥。」可見，菊花茶潤肺防燥的效果也相當好。

每次取四五朵菊花，用沸水沖泡，便成清香四溢的菊花茶。也可在菊花茶中加入幾粒冰糖，這樣飲起來口感更佳。菊花不僅限於泡茶飲用，吃起來也是相當美味的，只是知道的人比較少。中國自古就有吃菊花的風俗。著名愛國詩人屈原在《離騷》中有「朝飲木蘭之墜露兮，夕餐秋菊之落英」的句子。清代名醫陳士鐸也認爲「夫菊得天地至清之氣，又後群卉而自芳，傲霜而香，挹露而葩，而花又最耐久，是草木之種，而欲與松柏同爲後凋也，豈非長生之物乎。但世人不知服食之法，徒作茶飲之需，可惜也。」

菊花如何吃？可將鮮菊花瓣切成小段和入肉末當中，製成肉丸食用。也可以將菊花瓣混入蛋液中炒著吃，或是和大米煮成粥等，都是美味佳餚。

想在秋天有水靈靈的肌膚，多飲水也是必不可少的。不過這飲水也是有講究的。俗話說：「朝朝鹽水，晚晚蜜湯。」鹽水指的就是淡鹽水，有學者認爲，經過一夜的消耗，喝些淡鹽水可以起到消炎、潤腸通便的效果，而晚上喝蜂蜜水則可以起到養陰安眠的效果。

依筆者的意見，早上還是不要喝淡鹽水爲好，因爲經

過一夜的消耗，人體內已經損失了大量的水分，血液濃度較高，此時再飲用淡鹽水，反而會使血液濃度進一步升高，特別是對於血壓高的老年人來講，早上喝淡鹽水反而會加劇患病的危險。所以最安全的辦法應是喝些白開水，既可以及時補充體內流失的水分，又可以有潤腸的效果，從而促進排便。

「晚晚蜜湯」卻是值得提倡的。《本草綱目》就認為蜂蜜的功效有：「清熱也，補中也，解毒也，潤燥也，止痛也。」蜂蜜養顏的功效也是很好的。據說唐朝末年，唐玄宗的女兒永樂公主面容乾癟、肌膚不豐，後來因戰亂避居陝西，因地利之便，經常用桐花蜜泡茶飲用，結果幾年之後竟出落得風姿動人，判若兩人，蜂蜜的養顏功效由此可見一斑了。

對於深受秋燥困擾的女性朋友來說，每天喝些蜂蜜水不失為除燥護膚的好方法。而蜂蜜種類繁多，其中又以枇杷蜜的效果最好。枇杷蜜有清肺、泄熱、止咳平喘的功效，最宜秋天食用。

秋季最易損顏，護膚重在秋天。與其亡羊補牢，不如未雨綢繆。《黃帝內經》認為真正的美是「養於內，美於

外」，只有將臟腑調理好，皮膚才能光潔有致、光彩動人。所以金秋養顏，先從防燥潤肺開始吧，只有這樣才能眞美麗！

護「肺」把好第一關，護鼻

有句話叫做病從口入，談到疾病，人們往往更關注的是自己的嘴，要吃什麼藥，愼食什麼食物，好像只要管好嘴，就會萬事大吉了。其實疾病是非常狡猾的，侵襲人體的方式並非單單通過嘴，鼻子也是一個不得不防的重災區。

鼻子還有一個稱號「面王」，中醫有「上診於鼻，下驗於腹」的說法，可見在望診中鼻的價值頗大。兩眼之間是鼻子的起點，中醫將其稱之爲「山根」，還有一個更加貼切的稱呼叫做「健康宮」。從這個名字就可以看出，鼻子可算得上是健康狀況的一個晴雨表了。

- 鼻頭發青，說明肝臟告急，是「肝木乘脾土」的表現。
- 鼻尖發黑，是腎臟不健康的外現。
- 鼻子發黃，則是脾的髒色出現在了臉上。

　　為什麼鼻子和健康的關係這麼密切呢？《老子》認為：「天食人以五氣從鼻入，地食人以五味從口入。」中醫認為「鼻為肺之竅」，鼻一呼一吸之間，便可引氣於無窮。鼻的本字是「自」，後來「自」字用來指代自己，於是便另造了「鼻」字；但人們至今仍習慣指著鼻子說「就是我」。

　　民俗有種說法，胎兒在母體發育時，鼻子是五官九竅最先發育的器官，因此才有了「鼻祖」之說。道家把鼻子、耳朵、眼睛叫做「明竅」，五臟各有竅，竅都有各自專門的通道，和這些竅所歸屬的臟腑直接相通。《黃帝內經‧靈樞‧五閱五使》指出：「鼻者，肺之官也」，鼻子與肺直接相連，肺的功能也會影響到鼻子。西方人的鼻子比起東方人，要偏高、偏長，這與其生存環境是相關的。

　　就拿俄羅斯人為例，由於所處地十分寒冷，鼻腔也較長，因此在吸入空氣的時候，鼻腔事先將冷空氣加溫，這樣吸入體內的空氣就是溫熱的。但是黃種人到那裡生活就不適宜。曾有研究表示：到寒冷地區生活的黃種人患肺病或心臟病的可能性大大增加。就是因為黃種人的鼻子相對偏小、偏短，空氣進入人體時不能充分「預熱」，以致寒邪入肺所致。肺受傷了，心臟也受到連累，疾病也就一股

腦來了。由此可見，想要護肺首先就得護好鼻子。

秋天一直是呼吸道疾病的高發期，病毒從哪侵入人體？通過鼻子。作爲人體肺部空調和過濾器的鼻腔，每天都要吸入大量的空氣。秋天燥邪較重，嘴唇易發乾，鼻子也是又髒又乾，一些細菌就乘虛而入。病菌通過鼻腔而入肺，就出現咳嗽，咽喉腫痛，口鼻乾燥，鼻塞，急、慢性支氣管炎等呼吸道疾病。

如何來預防呢？生活中有一味藥材對預防呼吸道疾病有很好的效果，就是蘆根。蘆根是禾本科植物蘆葦的根莖，所以古人又稱葦莖。「蒹葭蒼蒼，白露爲霜，所謂伊人，在水一方。」許多人都記得《詩經》裡那株與愛情有關的植物。這裡的「蒹葭」就是指蘆葦。《本草綱目》認爲，初生的蘆葦爲「蒹」，開花前爲「葭」，花後結果實則爲「葦」。其實這蘆葦不只與愛情有關，與我們的健康也有著極大關係。特別是對於秋季易受呼吸道疾病困擾的人而言，更是一味不可多得的藥材。

《本草逢源》對蘆葦有這樣的表述：蘆葦中空，專於利竅，善治肺癰（化膿性感染），吐膿血臭痰。《金匱要略・肺痿肺　咳嗽上氣篇》中的「葦莖湯」就是以蘆根爲

主藥，再加桃仁、薏苡仁、冬瓜子三味組成，對肺膿腫、支氣管炎、百日咳等症有很好的治療效果。因鼻子為肺的開竅端，自然也在肺的管轄範疇之內，所以此方對於鼻竇炎也有很好的治療效果。

現代中醫認為，蘆根在臨床上主要用於一是清肺熱祛痰排膿，二是清胃熱而生津止嘔。還有一個優點，性不滋膩，生津而不戀邪，對於咽喉炎症、聲帶疲勞、肺熱咳嗽、痰稠而黃、吐之不爽，以及熱病後的傷津口渴等症，治療效果都非常理想。

蘆根甘草飲

- 取蘆根 50 克，甘草 5 克，加入 1000 毫升水煎，煮沸十分鐘後去渣取汁飲用。
- 每天 1-2 次，每次 50-100 毫升。

這味方劑中又加入了一味甘草。甘草在本草王國中有「國老」的美譽，可以祛五臟六腑寒熱邪氣，調和諸藥，補脾益氣，潤肺止咳，還有緩和藥性的功效。現代醫學將甘草普遍用於治療咽炎、喉炎、氣管炎、支氣管炎、哮喘、咳嗽等疾病。蘆根與甘草相配，祛邪潤肺效果更佳。此方平喘止咳、清肺化痰，對急、慢性支氣管炎都有很好

的治療效果。但脾胃虛寒者不宜服用。

蘆根粥

- 新鮮蘆根 100 克，竹茹 15 克，粳米適量。
- 將新鮮蘆根切成小段，與竹茹加適量水煎汁。
- 將藥渣去除，在汁液中加入洗淨的粳米，煮熟後即可食用。

竹茹是一味中藥，爲禾本科植物青稈竹、大頭典竹或淡竹的莖稈的乾燥中間層，一般在藥店裡就可以買到。民間又稱其爲「竹二青」。中醫認爲「凡因邪熱客肺，肺金失養，而致煩渴不寧，膈噎嘔逆，惡阻嘔吐，吐血衄血等症者，皆當服此。」《本草崇原》也認爲「竹茹，竹之脈絡也，乃以竹之脈絡而通人之脈絡。」竹茹有一種淡淡的清香，入肺、胃兩經，也有清肺化痰、清胃止嘔的作用，與蘆根一起配合煮粥，兩者藥效便可相得益彰。

秋日應多按摩迎香穴

迎香穴爲大腸經的穴位，在鼻翼外緣旁，「不聞香臭從何治，迎香二穴可堪攻。」鼻子有毛病，首先想到的就是這個穴位。它對鼻炎、鼻塞、鼻竇炎、流鼻水等鼻病都有很好的治療效果。按摩時可用指尖進行順時針或逆時針

按揉，每次 2-3 分鐘，一天早中晚三次，對於預防呼吸道疾病療效也相當顯著。經常按摩此穴還可預防感冒。

　　《黃帝內經》說：「是故聖人不治已病治未病，不治已亂治未亂，此之謂也。夫病已成而後藥之，亂已成而後治之，譬猶渴而穿井，斗而鑄錐，不亦晚乎！」正確的生生之道就是未病防病，秋邪肆虐的秋天，未雨綢繆才能在金色的秋季收穫自己的健康！

冬養生無擾乎陽

擾動陽氣是冬季養生大忌

《說文解字》上說:「冬,終也。」是結束、終了的意思。「離離原上草,一歲一枯榮。」一年生的草本植物,經過春生、夏長、秋實以後,到了冬天就完成了自己的使命枯死了。來年發青吐芽的是子孫後代,而不是它自己。

多年生的草本植物,則進化了一步,同樣經過春生、夏長、秋實,但通過落葉、收斂、閉藏,對抗嚴寒冰霜,來年還能推陳出新、繼續欣欣向榮。有些動物,比如昆蟲、蛇、熊,通過冬眠來保存自己,而鳥兒則是以逐日飛翔遷徙,來躲避嚴寒。

人是萬物之靈,不會像動物那樣遷徙或冬眠,《黃帝

內經》認爲可透過這些方式，來獲得身體的健康。「冬三月，此謂閉藏。水冰地坼，無擾乎陽，早臥晚起，必待日光，使志若伏若匿，若有私意，若已有得，去寒就溫，無泄皮膚，使氣亟奪。此冬氣之應，養藏之道也；逆之則傷腎，春爲痿厥，奉生者少。」

　　冬天應閉藏，萬事萬物進行封閉，你看看烏龜，到冬天什麼都不吃，在水裡面把頭一縮，一待就是三個月，春天以後才出來活動，龜就講收藏，因爲冬天這三個月是「水冰地坼」的時候，冬天水面開始結冰，水結冰是給自己穿了一層盔甲，也要保護自己啊；人在冬天也要穿上一層皮衣，以抵禦天地之間的這種殺伐之氣。

　　這要注意，不要擾了自己的「陽」，無擾乎陽，就是陽氣。要「早臥晚起，必待日光。」要隨著太陽起床，太陽沒出來就別起來。「使志若伏若匿，若有私意，若已有得」，「志」是腎所藏的神，冬天腎精處於收藏的狀態。「去寒就溫，無泄皮膚，使氣亟奪。」冬天，身體的陽氣都潛藏在內裡，所以人要保持體溫而躲避寒冷。

　　陽氣外出體表的表現就是出汗，就是「泄皮膚」。不躲避寒冷而且開泄了皮膚的話，就是違背了冬天內藏的氣

機，人體的元氣就會喪失，而且喪失得很快，「亟奪」就是一下就泄掉的意思。「此多氣之應，養藏之道也」，這就是多天養藏的道理。

「逆之則傷腎，春爲痿厥。」多天如果沒有養好，傷的是五臟中的腎，到了春天，升發之氣起來的時候，由於沒養好腎精，就會出現肌肉痿廢這樣的病。肌肉屬於筋，而肝主筋，肝對應春季，由於多天的不藏，春季無法升發元氣，所以筋的功能就不正常。特別是犯有肝病的，會加重。「痿」就是全身、手足無力，沒有勁。「厥」不是昏厥，而是手腳冰涼的意思。

「奉生者少，多藏既逆，承臟氣而春生者少矣。」根據《黃帝內經》的論述，多季的養生要點，就是千萬不要擾動我們的陽氣。起居上要注意早臥晚起，必待日光。雖然我們有「早睡早起身體好」的養生諺語，但在多天，我們可以稍加變通，雖然不必像蟲類生物進行多眠，但適度延長睡眠也是呼應自然界陰陽之氣變化的一種方式。這樣不僅避免早晚更加寒冷的外邪侵入人體，而且增加睡眠的時間，也能夠促進人體的陽氣很好地潛藏到體內。

按照《黃帝內經》的觀點，在睡覺時人體的陽氣進入

五臟，在醒來時，陽氣由五臟出於四肢與肌表。睡眠是潛藏陽氣、保護陽氣非常重要的方式。《黃帝內經》對冬天的情志要求是「使志若伏若匿，若有私意，若已有得。」到了冬天，我們的精神情志應該內斂一些，不要過分張揚和外向，最好能做到含而不露。

　　另外一個要點，是避寒就溫。要躲避寒冷，多接近陽氣、熱氣。自古以來，中國北方寒冷地帶的住房，不僅結構、質料緻密，而且均是面南而立，即將門、窗均向南方開設，這樣的房屋，一方面可以接受、容納最多的陽光，另一方面，冬季寒風從北方而來，這樣可以躲避寒冷風邪的侵襲，可以理解為是聰明的古人「去寒就溫」的一種生活方式。

　　為了去寒就溫，冬季穿衣也要注意保暖，最好把人體嚴嚴實實地包裹起來，而不要率性裸露肢體、肌膚。在寒冬尤其要注意腳的保暖。按照《黃帝內經》，人體很多疾病，如胸痹證、腰痛、腿痛、胃脘痛、腹瀉、行經腹痛、月經不調等，甚至是積證，即惡性腫瘤的產生，均是源自寒邪侵入人體，而寒邪為陰性邪氣，侵入人體易於從足部開始，寒從腳生，因此做好足部保暖，對防止疾病的產生

極爲關鍵。簡單來了解分月的養生方法：

孟冬十月（約陽曆十一月）北風吹來霜降大地，草木凋零，蟲鳥伏藏。此時宜著棉衣以禦初寒。早臥晚起。老人陽氣本弱，晨起可面向太陽鍛鍊，以助身之陽氣。本月份人體的腎氣始旺，宜少吃鹹味食物以保護腎臟。冬天更宜清心寡慾，節制性生活，以保護腎經。肺腎相生，腎精充盛，咳喘之病可免。若腎精虧虛，陽氣不足，寒潮襲來，常誘發咳喘等病，應及時防治。

仲冬冬月（約陽曆十二月）水冰地坼，大雪封山，鳥獸跡絕，須避寒就溫，宜毛衣貼身，棉衣著體。手腳易凍，尤宜保暖。但室內不宜太熱，更不可閉戶燃爐而臥，防中毒氣。冬天宜練按摩功以取暖，練易筋經以助熱。老人飲食宜溫暖熟軟，切忌飲食硬食、生冷。冬至日可吃當歸燉羊肉湯等藥膳。借自然界陽氣萌動，以補人體陽氣，增強禦寒防病能力。

季冬臘月（約陽曆一月）梅花鬥寒，喜報春訊，仍須防寒，更防冬溫。此時可採集臘梅花十數朵泡開水，當茶飲，能防治咽喉腫痛。高齡老人骨弱肌薄，極易外感風寒，早起可服人參酒一小杯，防風禦寒，免患感冒；但又

恐老人內熱伏藏，晚宜服菊花茶清降疾火。勤練養生功，迎接朝氣蓬勃的春天。

讓哮喘患者安然過冬

　　說起哮喘，很多人認為雖治不好，但似乎也沒什麼大礙，事實並非如此，提起鄧麗君小姐，〈何日君再來〉的歌聲似乎還迴響在人們的耳際，可鄧麗君小姐卻因哮喘原因，早早地離我們而去。被譽為「亞洲第一飛人」的著名影星柯受良，公布的死因也是哮喘病發作。當今世上每年因哮喘而死亡的人數約有十八萬，這個資料，著實讓人震驚。

　　要防治哮喘卻不是件容易的事情，我國有：「名醫不治喘，治喘丟了臉。」的諺語。即便是西醫，除發作後不斷用氣管擴張劑，或者每天服用類固醇來做保養外，似乎也沒有什麼好方法。這是不是表示我們對哮喘就無能為力了呢？其實不是，如果我們能夠找對了發病源頭，哮喘也是可以對付因應的。

　　哮喘源頭在「肺主一身之氣，司呼吸。」司：專職的意思，就是說肺是專管呼吸的；所以一談哮喘，很多人都

會從肺上去找原因。其實中醫裡還有句話叫：「肺爲氣之主，腎爲氣之根」，是說氣雖出於肺，但卻是根於腎的。

肺與腎的關係，清代醫家林佩琴在《類證治裁・喘症》早已言明：「肺爲氣之主，腎爲氣之根。肺主出氣，腎主納氣。」從生理功能來看，肺主氣，司呼吸，是體內外清濁之氣交換的地方，人體通過肺吸入自然界的清氣（氧氣），呼出體內的濁氣（二氧化碳），吐故納新，使體內外氣體不斷得到交換，因而《黃帝內經・素問・陰陽應象大論》有「天氣通於肺」之說。

肺吸入之清氣，與水穀之精氣相結合，形成宗氣。宗氣積於胸中，出於喉嚨，以貫心脈而行呼吸。之後，通過心脈布散全身，以溫煦四肢百骸，維持人體正常的生理功能活動。所以《黃帝內經・素問・五臟生成》有「諸氣者，皆屬於肺」之說。

腎主納氣，納，即收納、攝納的意思，是說腎具有攝納肺所吸入的清氣，防止呼吸表淺的生理功能。只有腎中精氣充盛，吸入之氣才能經過肺的肅降下納於腎。如果腎的精氣不足，攝納無權，氣浮於上，或肺氣久虛，傷及腎氣，而腎不納氣，則可見喘促、呼多吸少、張口抬肩、動

則加甚等臨床表現，所以有「腎為氣之根」一說。如《幼幼集成・哮喘證治》所載：「喘者，肺之鬱也……喘者，氣促而連屬，不能以息者是也……喘以氣息名。」

哮喘的「哮」指的是聲響，是指呼吸時諸如拉鋸一樣刺耳的聲音。如《幼幼集成・哮喘證治》所載：「哮即吼也，吼者，喉中如拽鋸，若水雞聲者是也。」哮是痰把氣管堵住了。痰從哪來？「脾是生痰之源，肺是儲痰之器。」所以脾臟功能不好的人，痰就會源源不斷地產生。

由此可見，哮喘除了跟腎有關外，還與脾、肺有關。因此哮喘的治療應著眼於調治脾、肺、腎三臟。在平時多吃一些兼補三臟的食物，如山藥、栗子、核桃等，都具有兼補的功效。特別是山藥，稱得上是三臟同補第一藥食。對山藥的功效，清代名醫張錫純在他的《醫學衷中參西錄》中多有闡明。他認為「山藥色白入肺，味甘歸脾，液濃益腎，能滋潤血脈，固攝氣化，寧嗽定喘，強志育神。」張錫純曾用麻黃配合山藥，治癒了很多哮喘病例。由他所創的「山藥芡實薏米粥」，已成為一道家喻戶曉的保健藥膳，是非常適合哮喘患者食用的。

除了食療，也可選擇與肺、脾、腎有關的穴位進行防

治。如肺俞穴、脾俞穴、腎俞穴等都是哮喘患者很好的預防，因爲這些俞穴直接與臟腑相通，刺激這些穴位，可直接刺激到它裡面的臟腑。由於這些俞穴都在後背的膀胱經上，因此可通過捏脊或者拍打後背的方法來進行刺激，刺激時不必拘泥於時間，什麼時候都可以，至於按摩時間，則一般以每次 2-3 分鐘爲宜。

根據治療哮喘「發時治標，平時治本」的基本原則，還得治標。不要認爲治標簡單，治標才是大問題。因爲牽涉到一個更複雜的外因，複雜到什麼程度，清代名醫陳修園說：「哮喘之病……一遇風寒暑濕燥火六氣之傷即發，傷酒傷食亦發，動怒動氣亦發，勞役房勞亦發。」誘因不同，症狀不同，所採用的療法自然也是不一樣的。

治標好比是拿鑰匙開鎖，一千把鎖，就要一千把鑰匙，一定要對號入座。症狀不同，發病時間和季節不同的哮喘，如果採用的是完全一致的治療措施，治療效果自然是不會滿意的，非但治不好病，甚至有可能雪上加霜，幫的全是倒忙。因此中醫根據辨證論治的要求，把哮喘分成了熱喘、寒喘和虛喘三類。

寒喘

陽氣少、火力不足了，而陰氣多為寒喘，這類多由外感風寒或過食生冷食品引起。在哮喘發作時，同時感到：

- 怕冷。
- 背脊如有冷水澆灌。
- 有胸悶、氣短，全身骨頭關節發痠。
- 咳白色泡沫樣稀痰症狀。

這種哮喘多出現在冬季，嚴重的患者通常在每年的中秋之後就開始發病，咳嗽喘息逐漸加重，到立冬、冬至達最高峰，整個冬天都不能工作，一直要到立春，甚至要到清明節後才開始緩解，讓人苦不堪言。

既然這種哮喘與風寒有關，因此要防治這類哮喘，首先應注意防寒保暖，對於這類患者，防寒保暖重點部位在背部，因為肩背部有一風門穴，是風出入胸腔的門戶。這個穴位的位置，剛好對應到我們的兩扇肺葉，所以對肺的影響非常大。

日本有個民間習俗，人到 20 歲左右，要「打肩灸」，就是艾灸風門穴，因為日本把風門穴稱為「打肩」，據說這個方法可以預防肺結核等呼吸道疾病。因此作為哮喘患

者，一定不要讓這個部位受寒，除不要穿露背的衣服外，平時也要適當按摩，把這個門關好，按摩的時間以不超過十分鐘。按摩方法的選擇掌推、點按均可。

照顧好背部之外，也要預防感冒。因為在臨床中90%的哮喘是因為感冒引起的。在這教給大家一種預防感冒的穴位法：按摩風池穴。古代管城市叫城池，城指的是城市，而池呢，指的就是護城河。所以說，風池這個穴是風邪入腦的一個屏障，要想攻下這個城，就必須首先破掉這個池。按摩風池穴的作用，就是要將城護衛起來，不讓外敵入侵。

按摩「風池穴」

- 雙手十指自然張開，緊貼枕後部。
- 以兩手的大拇指按壓雙側風池穴，用力上下推壓。
- 以稍感痠、自感穴位處發熱為度。
- 每次按壓不少於 32 下，多多益善。

當然了，寒涼食物也貪食不得，「形寒飲冷傷肺」，醫家之言不可不聽，有些患者剛才還談笑風生呢，喝了點涼茶，吃了根雪糕，哮喘轉瞬間就發作了，就是寒性食物在從中作祟。寒性的食物中首先是冰水、冰棒、冰淇淋、冰

可樂、冰啤酒……其他寒涼之物還包括生梨、西瓜、香蕉、菠菜等。給大家推薦一款哮喘發病期的藥膳：

附子豬肺粥

- 制附子片 10 克，生薑 5 克，蔥白 2 根，豬肺 250 克，粳米 100 克。
- 先將豬肺洗淨，加適量水，煮至七分熟後，切成丁備用，蔥白切末，生薑切碎，粳米淘洗乾淨。
- 將粳米、豬肺丁、豬肺湯適量，與先煮過 1 小時的制附子片一起，用文火慢慢煮，煮到粥狀為止。
- 粥將熟時加入蔥末、生薑碎，再煮 1-2 分鐘即可。
- 每天早、晚服用。連服 5 天為一個療程。

在這道藥膳中，豬肺是補肺的。「胃痛蒸豬肚子吃、心臟病吃豬心、骨折了燉筒子骨吃」等民間諺語，都是有一定道理的，都是根據中醫「以臟補臟」理論提出的治病方法。而取豬肺的用意即在於此。

成書於唐代的第一部藥典《新修本草》記載，豬肺確有補肺的功用。附子是驅寒的名藥，有「百藥之長」美稱。《本草備要》說它能「補腎命火，逐風寒濕」。常用於腎陽不足，畏寒肢冷、陽痿尿頻、風寒濕痹等症。已故名醫何

紹奇稱附子是「可上可下，可攻可補，可寒可熱，可行可止，可內可外，隨其配伍之異而變化無窮，用之得當，療效卓著，在群藥中具有不可替代的作用，說是百藥之長，並不過分的。」這道藥膳中，通過豬肺與附子相互協作，通力配合，對緩解哮喘症狀的作用，是非常明顯的。

　　生附子毒性較強，如果服用不當則容易中毒，附子中毒最著名的事件，當數西漢時期的淳于衍事件，淳于衍是我國歷史上著名的女中醫，有「女中扁鵲」之稱，不過這個女御醫做了一件錯事，就是毒死了漢武帝的許皇后，最終成爲一個讓人唾棄的醫生。她所用的毒藥，就是附子，所以使用附子時，一定要使用制附子，也就是熟附子，用量上也一定要嚴格把握，而且孕婦是絕對禁止使用的。如果哮喘好轉後，則應及時停藥。

熱喘

　　大多數哮喘多在秋冬等寒冷季節發病，但也有的哮喘是夏季發病的，這種哮喘大多屬於我們所說的熱喘。熱喘患者，多屬陰虛體質，這類患者的特徵就是陽盛陰衰，也就是火力太大了，傷到肺、脾、腎等器官，這種哮喘的症狀除了氣喘以外，還有一些其他「熱病」的徵象，如：

● 發熱。

● 咽喉疼痛。

● 口渴煩躁。

● 咳痰不暢，如果有痰咳出，也都是黃膿痰。

治療主要是「清熱宣肺、化痰定喘」。可以多吃點苦瓜，或者用薄荷、菊花泡水喝，這些食物都能起到清熱宣肺、止咳平喘的作用。

虛喘

如果是不分季節發病的哮喘，大多屬於虛喘了，一般而言「久病必虛」，病程較長的患者多屬於虛喘一類。這種哮喘的治療多從腎論治，但治療上也必須分別採取滋陰、壯陽這兩種迴然不同的治法。無論記住了多少，都取代不了醫生的作用，記住：哮喘一定要找醫生去看！

春睏秋乏夏打盹，睡不醒的冬三月

在冬天的時候，不少人特別容易犯睏，哪怕是在大白天，也總想跟枕頭來個親密接觸，跟周公大戰三百回合。從中醫來說，冬天愛睡覺其實與陽氣不足有關。

陽主動，陰主靜，當陽氣不足時，人往往容易犯睏。

冬天的時候天氣寒冷，自然界陽氣不足，人與自然之間有個相對平衡，那麼人體也就會出現陽氣不足，自然也就容易犯睏了。《黃帝內經》上說：陽氣，就像天上的太陽。太陽普照大地，給大地帶來溫暖，沒有太陽地球上自然也就沒有任何生活，陽氣也是如此，是我們生命的基礎。

中醫認為，陽氣的發源地就在腎，腎是人體儲藏營養精華的主要臟器，更是生命活力的原動力，也就是為什麼我們常常說「腎為先天之本」的原因了。冬天到了，尤其是冬至以後，天寒地凍，人體需要足夠的能量和熱量來禦寒，倘若腎氣不足，自然也就會出現陽氣不足的現象，這也就是為什麼在冬天的時候人們往往愛睏睡不醒的原因了。如果陽氣過分不足，還會出現頭暈、噁心、氣短、腰膝痠軟等症狀，所以想擺脫瞌睡蟲的糾纏，補腎尤為重要。

冬天本是補腎的季節，冬至正處在冬天六個節氣的中間，所以這個時候正是給腎補充能源的最佳時期，再者從冬至開始，陽氣慢慢升發，這時再從腎上加把火，陽氣自然也就越來越足了，人們也就越來越健康了。當陽氣充足的時候，自然也就不會感覺到犯睏了。

快速清醒的提神枕手法

- 先吸氣，雙手從身體兩側往上抬，交叉在腦後。

- 吐氣，順時弓身低頭，保持 1 分鐘。

- 再慢慢挺直身體吸氣，再吐氣。

- 兩手慢慢放下，全身放鬆，連續 5 次，便可以輕鬆拒絕周公的邀請。

中午的時候睡個午覺，也是擺脫犯睏的好辦法。中午吃完飯之後，小憩一會，哪怕只有半個小時，也能恢復精神，不再渾渾噩噩。這些只是一些治標不治本的方法，只能暫時擺脫特別容易愛睏的困擾，要想徹底擺脫睡不醒的冬三月，還要從補腎入手。

冬季補腎

- 多參加體育鍛鍊

比如說散步、跑步，運動後可以讓人感覺神清氣爽，精力充沛。如果運動後大量出汗要注意保暖問題，以免感冒；注意過度出汗傷氣，也不利健康。晨練最好選擇在陽光充足的時候，如果天氣不好，最好取消晨練。

其實經常鍛鍊不僅能讓人神清氣爽，而且還有健康長壽的效果。在《紅樓夢》三十九回中，平兒領著劉姥姥去

拜見賈母，比劉姥姥小幾歲卻眼也花、耳也聾、記性也不好的賈母，正疲乏地躺在炕上讓丫鬟伺候著捶腿，而已經75歲的劉姥姥，除了不太安穩的槽牙外，身體棒能吃嘛嘛香，主要還是因爲劉姥姥經常勞作鍛鍊的原因。

● 保證睡眠

《黃帝內經》上說「冬三月，此謂閉藏」。也就是要關閉所有開泄的氣機，要收藏住，睡覺本身就是一種很好的藏的狀態。所以保持睡眠，不僅可以擺脫白天嗜睡，也是養腎的好方法。

傳統養生，講求睡覺時一定要關好門窗，使空氣不流通，而且臥室也不宜太大。說起來很簡單，臥室其實是聚集陽氣之處，臥室太大的話，陽氣聚集的濃度相對就比較小，而且，人在睡著的時候，身體表面會形成一層陽氣保護層，稱之爲衛氣，如果室內有流動的空氣就很容易把這層衛氣吹散了，吹散了之後身體自然也就會從體內再度補充到身體表面，這樣循環往復就會耗損陽氣。這也就是爲什麼有些人早上起床渾身沒勁的原因了，因爲你的陽氣少了。

我們知道五味中鹹入腎，於是不少人在冬天的時候猛

吃鹽，其實這也是不正確的，因爲鹽吃多了反而不好，尤其是在多至左右，陽氣初生，如果這個時候吃得太鹹了，反而會損傷腎。原因也很簡單，鹹味食品多爲寒性食物，最容易損傷陽氣了，而人體陽氣的根本就在於腎，腎陽被傷了，那麼體內的各個系統自然也就出現問題了。

　　《黃帝內經》中就有「味過於鹹，大骨氣勞，短肌，心氣抑」的提示，認爲吃過多太鹹的食物，很容易會引起腎氣、脾氣和心氣的受傷，因此在平時一定要注意少吃鹹的東西來養腎。

第五講

情志養生：
學會做自己的心理按摩師

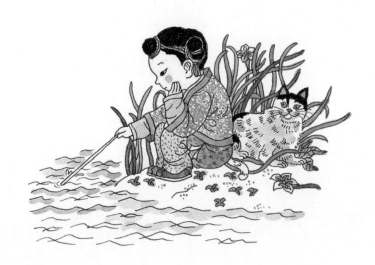

中醫認爲，人的疾病通常是有三大因素而生：

一是外感，從外而內侵入人體，最先傷害的是形體的肌表。

二是飲食不當，由口而入先傷胃腸，胃腸屬六腑，其重要性不亞於五臟。

三是情志，只要人的情緒起伏太大，便直截傷到五臟，這就是七情因素傷人最多、最重的原因。因此談養生，一定要重視七情的調養。

笑治百病過喜則心損

喜為心志，不妨用喜治

《說文解字》說：「喜，樂也。」喜來源於生活的幸福美滿，表現為情緒的歡樂愉快，因而人們常把使人歡樂的幸福之事稱為喜事，如「人逢喜事精神爽」就是。在口語裡，還有把結婚說成「辦喜事」，把婦女懷孕說成「有喜」。

大多數人表示喜的情緒的方法是笑，有的表現為哈哈大笑，有的表現為破涕為笑，有的表現為哄堂大笑，有的表現為微笑，有的表現為嫣然一笑……真可謂笑得千姿百態。嬰兒在母親的懷抱裡會喜；學生考試得了滿分會眉飛色舞，喜不自禁；子女考上了大學，做父母的因喜而笑得

合不攏嘴；自己的某項重大科研項目，通過驗證審查也會喜從心底生，生活中令人喜的事不斷，表現喜的笑聲更隨處可聞。

喜，作為人體的一種情志活動，本來也同其他情志活動一樣，是一種正常的應答反應，不會對機體構成危害。「笑一笑，十年少；愁一愁，白了頭。」心情愉悅，精神爽快，能使人體氣血調和，有利於消除疲勞，緩解人的緊張、焦慮情緒，增強信心，提高工作效率，對健康大有裨益，並且有助於某些疾病的康復。

前段時間在報上看到過這樣一則報導：有一位傅德勝先生，六年前突發重度腦血栓，癱瘓在床一年多，可現在卻精神十足，每天能夠快步如風堅持行走 20 公里以上。他用的是什麼靈丹妙藥？他的靈丹妙藥就是重生的勇氣，堅持不懈的運動，這兩種東西竟然能讓一個甚至一度想自殺的人、一個癱瘓在床的人重新站起來、動起來。因為喜為心之志，而心為五臟六腑之大主，因此用樂觀的心態，來防治疾病一點都不奇怪。

美國有位叫安娜的女病人，頸背部長了一個惡性腫瘤，醫生判定她最多再活三個月。後來她在心理學家帕·

諾里斯的幫助下，保持樂觀情緒，把腫瘤看作凶惡敵人，想像與之奮戰。一年之後，奇蹟出現了：安娜的腫瘤消失了，恢復健康。英國著名化學家法拉第，由於長期緊張的研究工作患了神經官能症，經常頭痛失眠。醫師給他檢查之後開的處方上只寫有一句英國諺語：「一個小丑進城，勝過一打醫生。」法拉第明白了其中的奧秘，從此就經常去劇院看默劇、馬戲、喜劇，常被逗得哈哈大笑，以後病情漸癒，最後活到 76 歲。

百病是可由喜治，特別是癌症患者，更需要保持樂觀的情緒。得了癌症，焦慮擔心，這很自然。問題在於焦慮擔心有什麼用呢？許多癌症患者面對現實，既來之，則安之，生老病死，在所難免，既然患癌，頂多不過一死，如果人不怕死，又有啥可怕的呢？不如活一天就高興一天。這樣一想，便豁然開朗，愁眉得展，笑口也常開，心情一好，睡得安穩，吃得香甜。這樣一來，作為五臟六腑大主的心，抗癌潛能才能充分調動起來，由此可見，樂觀治百病並非是安慰劑，而是的的確確的治病良方。

大喜過望，樂極生悲

　　喜可治病，但過喜就可致病了。說到過喜，《紅樓夢》裡就有一段精彩描寫。王熙鳳與鴛鴦，在宴席上故意戲弄劉姥姥，弄得滿堂大笑。湘雲笑得一口茶都噴出來，黛玉笑岔了氣，伏著桌子直叫：「哎喲！」寶玉滾到賈母懷裡，賈母笑得摟著叫心肝。王夫人笑得用手指著鳳姐兒，卻說不出話來。薛媽媽也撐不住，口裡的茶噴了探春一裙子，探春的茶碗都灑在迎春身上，迎春離開座位拉著她奶母叫：「揉揉腸子。」

　　從文學上看，這段描繪形象傳神，如臨其境，如見其人，如聞其聲。從醫學上看，即是過喜的表現。這種過喜倘若是突發的，或者為一事一物而長時間喜樂不停，超過了人體所能調節的限度時，而在思想上，又不能主動或被動地轉移這種不良情緒狀態時，喜也就成了一種致病因素，對機體構成諸多危害，嚴重者常因過喜而喪命，生活中這樣樂極生悲的例子並不鮮見。

　　《精忠說岳》中，說牛皋勝而騎在金兀朮背上，結果氣死了金兀朮，而牛皋也因高興過度，哈哈大笑而死；唐

代名將程咬金，也是在哈哈大笑中死去的；最有代表性，
流傳最廣泛的莫過於《儒林外史》中范進中舉的故事了。
范進屢考不中，年近半百之後突然考中，暴喜之際，突然
昏倒，繼則到處亂跑，狂呼亂叫，所以眾人都說：「新貴
人歡喜得瘋了。」

　　生活中這樣的例子也屢見不鮮。很多老年人本身心臟
不好，當孩子都回家了，特別高興，哈哈一笑就走了。這
是因為喜則氣散，過於高興的時候，心氣就耗散了。所以
高興是件好事，但是過度高興，也未必是件好事。

　　過喜最易傷心。初起則喜笑不休，夜臥不寧。繼則損
傷心氣心陽，致使自汗不收，心悸不眠，或驚悸不安，或
因心氣渙散，神不守舍，而時喜時悲，甚則喜極生狂，高
聲喊叫；若平素心陰素虛，過喜則心之氣陰兩虛，致心火
偏亢，出現盜汗、心煩、失眠等症狀。譬如有冠心病史的
人，大笑時可因腹腔內壓力增加而誘發心肌梗塞、心臟驟
停；重症高血壓，可因大笑而血流加速，血壓驟升而誘發
腦出血等。正如《黃帝內經‧靈樞‧本神》所說：「喜樂者，
神憚散而不藏。」

　　因過喜而引起的疾病，經常出現在平素奢望終獲實

現，苦難、委屈積久一朝得釋，或突遇快事，或喜慶團圓時，致使暴喜過度，難以自制而生病。常見的有高血壓、心肌梗塞、腦血管意外、窒息、流產、氣胸、失眠等。總之，喜雖是人體的一種正常情志活動，但過喜則會對身體構成危害，甚則危及生命。所以，我們每個人在笑口常開時，也必須注意不要過喜，並及時糾治過喜這種不良情緒狀態。

以恐勝喜，安定心神

過喜往往會給身體帶來傷害。怎樣才能做到喜而不過，避免樂極生悲？首先，多點憂患意識。

我們應正確對待自己已經取得的成績，看到和別人的差距，要不斷地發揚自己的優點，克服缺點，而不必停在對過去成績的沾沾自喜上；另一方面，時刻牢記歡樂與痛苦往往僅一步之隔，兩者一定條件下會相互轉化，所以當有令人心情愉快的事情發生後，應結合自己的身體狀態、年齡因素等，克制過度興奮，以防誘發各種疾病的產生。

採取以恐勝喜，這是中醫情志相勝治療方法之一。中醫認為，喜為心志，恐為腎志，因水能剋火，而心屬火，

腎屬水，所以可用腎之志「恐」來治療由心之志「喜」引起的各種疾患。

《儒林外史》中的范進因晚年中了舉人，一下子歡喜過度而瘋了，平素極畏他的丈人胡屠夫，結果被胡屠夫一記巴掌而打清醒，便是「恐勝喜」治療方法的運用。又如《儒門事親》中記載了一個姓莊的醫生，以此法治療一因喜樂太過而生病的患者。這位莊醫生在為病人切脈後，故作驚訝地叫了一聲，說其病已非常嚴重了，並對病人藉口說：「我去取藥。」結果多天也不送藥來。病人見醫生先是驚訝，後又避而不見，以為自己的病情重了，是不治之症，故而悲從心中生，哭著對家人說：「吾不久矣。」莊醫生聽說病人已擔心自己恐怕活不久了，便知道其病情將要好轉，便來安慰病人，告之他其實病將好轉，後來果真漸癒。

在日常生活中，當我們出現過喜的情況時，亦不妨自己或者在別人幫助下，去想一點令人恐怖的事情，或看一部恐怖電影，或者經歷一下使人恐怖的活動等。當然，以恐勝喜，須掌握恐的程度不能太過，以防反過來造成"過恐"的情志危害，得不償失。

怒生百病制怒能長生

暴跳如雷當心氣血逆亂

　　怒，是一個人的意願或活動遭到挫折，而產生的一種粗暴的情緒。在複雜的社會生活中，工作上的挫折，生活中的困難，上下級的矛盾，同事間的摩擦，鄰裡間的糾紛，家庭中的不和，生意場上的欺騙，對人格的侮辱等，均可引起一個人發怒。許多人都認為，憤怒是一種不良的情緒，怒的表現通常可以分為兩種不同的情況。一種是能發洩出來的「大怒」，呼喊吵鬧，面紅目赤，情緒非常激動，一時難以平定下來。另一種則是「鬱怒」，造成肝氣鬱結的生悶氣。

　　《三國演義》中有這樣一段故事：諸葛亮平定南方後，

領三十萬精兵出祁山伐魏，魏王曹睿派曹眞、王朗率馬迎敵。兩軍對陣，王朗企圖勸諸葛亮投降，孔明聽罷仰天大笑，痛斥王朗：「罪惡深重，天地不容！天下之人，願食汝肉……」結果使王朗惱羞成怒，氣滿胸膛，大叫一聲，而撞死在馬下。《三國演義》中還生動記載了「諸葛亮三氣周瑜」，而使這位雄姿英發、不可一世的東吳大都督「馬上大叫一聲，箭瘡復裂，墜於馬下」一命嗚呼的故事。

西元一世紀的古羅馬國王納瓦，在一次會議上，因爲議員的大膽，冒死公開頂撞，使這個不可一世的帝王暴跳如雷，當場氣絕身亡。英國著名生理學家亨特，天生脾氣急躁，加上冠狀動脈供血不足，兩大隱患集於一身。他生前常對人說：「遲早會死在一個惹怒我的壞蛋手裡。」結果在一次醫學會上，盛怒之下，亨特的心臟病復發，果眞當場身亡。

大怒按照《黃帝內經》的理論，每一種情志活動都由五臟中的一臟主持，怒爲肝的情志，所以怒最傷肝氣。《黃帝內經》說「怒則氣逆，甚則嘔血及飧泄，故氣上矣」。即是說大怒導致肝氣橫逆，嚴重的導致氣血上逆。

常見有的人在生氣後會突然滿面漲紅，雙目紅赤，甚

至有的會出現頭痛、頭暈的症狀，這就是氣血上逆的結果。《黃帝內經》把人體的肝比喻爲「將軍之官」，一般作爲將軍的不僅容易動怒，而且，將軍一怒就會有其他人倒楣，所以唐代的醫家解釋肝的含義時說「肝者，幹也」，意思是說，肝氣最易侵犯其他臟腑。

大怒會引發許多疾病，在臨床上，由於發怒而導致腦中風發作的患者很多。怒會迫使氣血上逆，使氣血鬱積在頭部，導致腦中風的出現。

大怒還會導致肝氣犯胃而出現嘔血等疾病，我們有時一生氣就會有呃逆、胃脘部堵塞感、吃不下飯等表現，這都是肝氣犯胃的表現，最嚴重的時候甚至會出現嘔吐鮮血。大怒除了影響胃功能外，還可以影響脾出現泄瀉。很多人都有這樣的經歷，在生氣後會馬上腹痛，繼而腹瀉，有的人甚至只要一動氣，就會跑廁所；這都是大怒引起的。

其實這些多是對某些急性刺激的應急反應，一旦發生，就會對人體造成巨大傷害，例如腦溢血、心肌梗塞等，發作時幾乎沒有減輕傷害的辦法。所以若減少大怒傷人，還要從平時的個人修養著手，避免發怒，或者經常提醒自己，大怒傷人、傷己，不可善動。

生悶氣小心肝氣鬱結

除了大怒，還有一種情況，就是生悶氣，中醫叫「鬱怒」。鬱怒同樣對人體傷害很大。鬱怒與大怒相比，是一種平緩而持續性的情緒變化，所導致的疾病，也多為長期的、慢性的損傷。但這種慢性損傷，並不意味著病症輕。現代比較常見的肝癌，就有鬱怒傷的一份功勞在裡面。

肝是人體氣機疏泄的器官，最喜歡條達的舒暢情志。如果一個人總是心情鬱悶，不停地生悶氣，肝氣就會鬱結，結果就是使肝臟中氣血結聚，嚴重時甚至會形成最可怕的肝癌。

《黃帝內經》有一篇文章叫《靈樞·百病始生》，裡面就談到「積證」的發生原因，「積證」就是現在所說的腫瘤。《黃帝內經》認為，積證的發生原因是「卒然外中於寒，若內傷於憂怒」，最後的結果是「而積皆成矣」。這說明鬱怒是形成「積」的重要因素，從臨床來看，肝癌的發生，除了素有的 B 肝、肝硬化、飲食等客觀因素作基礎外，鬱怒是最主要的誘導因素。

發怒、生悶氣，對女性健康傷很大

對於女性而言，無論是發怒還是生悶氣，都有非常大的麻煩，因爲中醫講女性以血爲本，而氣爲血之帥，當氣機發生阻滯時，血也就發生了阻滯，而氣滯、血瘀、痰凝之後會形成疾病，所以在婦科疾病中，很多都與憤怒有關。

一些女性朋友，平素性格內向、抑鬱，有了不愉快的事情或有一些想法的時候，不能通過向他人溝通排解，或傾訴來減輕壓力，長期下來的壓抑導致肝氣鬱結、經脈氣機不利，經前出現週期性的乳房脹痛、頭痛、失眠、情緒波動易激惹等，甚至出現閉經、崩漏或更年期提早到來。

月經不調外，乳腺疾患也多與鬱怒有關：因爲肝經走兩肋，所以當肝氣不疏、氣滯血瘀的時候，經脈運行不暢就會發生乳腺增生、乳腺結節的疾病，實際上甚至乳腺癌的發生也與此有關。

由於鬱怒會引起身體許多問題，因此日常保養的第一件事就是要求不生氣。所謂的不生氣並不是把氣悶住，而是發洩出來，有一種人愛哭，可別阻止她，有煩心、委屈的事能夠隨感而發，將體內的鬱結及時疏解，才是痛快！

肝之液為淚，上天賜予的自然解毒法

哭，可以迅速化解肝毒，為何不用呢？有些人大哭了一場，將多年的積鬱一湧而出，頓時無毒一身輕，所以這是最高明的治療方法。哭也會消耗大量的氣血，因為濁氣不會自行排出，需要調動大量氣血將它趕出來。大哭之後通常疲憊不堪，睏倦思睡，這時就要及時補充氣血。但也不可總是哭哭啼啼，像林妹妹一樣，那就又會造成氣血兩傷了，所以凡事要恰到好處，過猶不及。

與生氣相對的就是開心、微笑。中國有句很有名的俗語「笑一笑，十年少；愁一愁，白了頭」。這說明國人自古就明白笑可以使人歡欣愉悅，抵制不良情緒的侵襲，是最方便、最廉價、最管用的健康長壽良藥。所以才編出了這句膾炙人口的俗語來宣導笑。

何必忍無可忍

人生道路漫長而坎坷、崎嶇，誰都會遇到不如意的事，誰都不會一帆風順，誰都會遇到挫折，也就是誰都會有發怒生氣的時候，怎樣才能不用別人的錯誤來懲罰自己，預防和治療過怒呢？

以小便制怒，學會泄怒

心有不平之事，應設法宣洩掉，以防悲憤進一步加劇。比如向知己、親朋傾訴自己的委屈，求得別人的開導和安慰；或者大哭一場，也往往能減輕心中的鬱悶情緒；或者面對著沙包、人頭像猛擊幾拳，也可達到鬆弛神經的目的。

告訴大家一個泄怒的好辦法，並不是有怒火壓抑起來就能夠解決問題，當要發脾氣的這個時候，轉身出去，到廁所去排一次小便。中醫講人的氣是運行於血脈中的，是靠體液向上托著的，而小便時，可把一些多餘的體液排出於身體之外，這樣氣血自然要下落，來補充排出的液體的這個空間。所以當小便完了之後，就給了自己一個充裕的時間，讓自己考慮這個事情應該怎麼做？該不該發脾氣？以小便制怒法，是從生理上調整了肝熱上沖的情況，使肝熱有一個下降的餘地。

以悲勝怒，學會移怒

不要讓自己的情緒一直陷在憤怒之中，學會將情緒從怒上轉移出去。如俄國文學家屠格涅夫，勸告那些喜歡爭吵的人：「在發言之前，把舌頭轉十個圈。」另外，做些

平時感興趣的事，如唱歌、看電影、聽音樂、散步、做操等，使頭腦冷靜下來；或有意識地轉移話題等。

　　還可採取「以悲勝怒」法，這是中醫情志相勝的治療方法之一。中醫認為，怒為肝志，悲為肺志，因金能剋木，而肝屬木，肺屬金，所以可用「悲」來治療各種由「怒」引起的疾患。古時有一少婦，因丈夫有外遇行為憤怒而生病不起，當時一名醫生，叫其丈夫以一石塊，煎煮至爛後取湯給她服，其丈夫聽信醫生的話，晝夜不停地煎煮石頭三天三夜，這位婦人見到丈夫如此關心體貼自己，並熬紅了雙眼，為其情所動，結果其病不藥而癒。石頭再怎麼煮也不會爛，醫生的高超就在於運用了「悲勝怒」這個方法。在日常生活中，我們在發怒時，不妨也想點令自己悲傷的事情，以此來抑制憤怒。

制怒好辦法，按摩太沖穴

　　太沖穴是肝經上的原穴，調節人體上、中、下三焦之氣，是衝擊瘀阻之氣的「消氣急先鋒」。按摩太沖，能讓瘀氣、濁氣、毒素及時從人體排除。所以生氣的時候，無論你是大怒還是鬱怒，均可按摩一下我們消氣的太沖穴，便可以讓所生之氣消滅於無痕之中。太沖穴在足背，足大

趾、二趾骨結合部之前凹陷中，這穴位可容的位置稍大，建議用自己拇指指端，垂直向下切按，切按之後可以先順時針，然後逆時針地點按，每次按摩 3-5 分鐘即可。

其他常見的情志病

原來只不過是虛驚一場

　　一般來說，恐、害怕畏懼，作為人體的一種情志活動，是人人皆有的，如同喜樂、生氣、悲哀、憂愁一樣是人正常情緒的一種。適度的恐懼如同疼痛的感覺一樣，具有保護自身，躲避危險，避免身體、心理遭受危險傷害的作用。

　　例如當人們面臨懸崖峭壁時，產生恐懼就能避免掉下懸崖的危險，這是一種有益的保護反應。但是，倘若驚恐情志發生過於激烈，或者恐懼持續時間過長，超過了人體所能調節的限度，而在思想認識上，又不能主動或被動轉移這種不良情緒狀態時，恐就成為一種致病因素，對機體

構成危害，嚴重者可因驚恐過度而喪命。

我國古典名著《三國演義》中就有一段夏侯傑被張飛巨吼三聲而嚇得肝膽俱裂，落馬而死的精彩故事。國外也有不少因恐致死的例子，十八世紀義大利有個無惡不作的強盜被政府拿獲，在一個大雷雨的夜晚，人們把他捆綁在一座大教堂屋頂的十字架上，神父給他作了臨終祈禱以後，對他宣布，將由上帝的雷電來執行天罰。第二天一早，人們發現他果然死去了。可是，屍體解剖卻沒有發現任何遭受電擊的跡象，其真正的原因就是驚恐。生活中的恐懼症，有各種各樣的表現，有場所恐懼的，有曠野恐懼的，還有幽閉恐懼的。

場所恐懼，患者表現為不能出現在比較開闊的場地，否則就會出現嚴重的身體不適。如丹麥的著名童話大王安徒生就有嚴重的場所恐懼症，他在穿過城市廣場時，即使緊靠著別人肩膀他也會緊張得發抖。

幽閉恐懼，患者表現為不能一人獨自待在封閉的空間裡，否則，會出現壓迫感、窒息感、恐懼感等。類似還有是懼高症，患者對登高，如上樓、過天橋、坐飛機等，表現出異乎尋常的畏懼。有些人表現則為社交恐懼，一到公

共場所就會緊張、心悸、大汗淋漓，不敢與人對視，一說話就臉紅、口吃等，邱吉爾在年輕時就患有社交恐懼。其他還有多種不同的表現，如死亡恐懼、蜘蛛恐懼、蝴蝶恐懼、電梯恐懼等。

中醫認為，腎在志為恐，過恐最易傷腎，而致腎氣耗損，精氣下陷，升降失調，出現大小便失禁、遺精、滑泄、墮胎早產等。《黃帝內經‧靈樞‧本神》提到「恐懼不解則傷精，精傷則骨痠痿厥，精時自下」。心為五臟六腑所主，為君主之官，「故驚恐亦可損心，出現心悸怔忡、脈數汗出，甚則精神錯亂、痙厥等」，正如《黃帝內經‧素問‧舉痛論》所說：「驚則心無所倚，神無所歸，慮無所定，故氣亂矣。」

北宋大詩人蘇東坡曾勸告人們：「卒然臨之而不驚，無故加之而不怒。」誰都遇到過令人恐懼的事情，即使坐在電影院裡，也常因某些影片的劇情而驚恐不安。如何才能做到「卒然臨之而不驚」，抑或如古人所說的「泰山崩於前而色不變」？該如何預防和糾治過恐的情緒？

面對一樣的威脅，有的人嚇得魂飛魄散、不知所措，而有的人卻能鎮靜自若，臨危不懼，這便與個人的「膽氣」

大小有關。兒童處世時間短見識少，所以較容易受驚致病。因此平常應多培養果敢精神，遇事不要優柔寡斷，破除迷信，避免各種人爲的緊張恐懼。

要學會避恐。對於患高血壓、冠心病、失眠等疾患的人，應注意避免各種恐怖因素。如不要觀看帶有恐怖陰森鏡頭的電影、電視，不要一個人夜晚獨處，不要攀登高山等。還可以用暗示療法來治療。《古今醫案按·諸蟲》中載有一人因酒醉後誤飲生有小紅蟲的水而恐懼不安，懷疑自己生了病。吳球將紅線剪斷如蛆，用巴豆二粒，同飯搗爛，加入紅線做成丸。令病人在暗室內服下，過後病人大便在盛有水的便盆，見到紅線在水中蕩漾如蛆，病人便以爲蟲已驅下，病也霍然治癒。這便是醫生用了暗示療法，巧妙解除了引起病人恐懼的因素，使疾病得以痊癒。

中醫認爲，恐爲腎志，思爲脾志，因土能剋水，而腎屬水，脾屬土，所以可用脾之志「思」來治療各種由腎之志「恐」引起的疾患。古代醫家王冰在注解《內經》時說：「深思遠慮，則見事源，故勝恐也」，即是說對於驚恐致病，可使病者安靜下來，用心思考，深思熟慮，去領悟事物眞實狀況，以解除恐懼的心理。

　　名醫張子和，曾治療一個女病人。該婦人因夜宿客棧時，遇盜賊放火搶劫而受驚過度，從床上摔下來。從此以後，只要聽見有一點響聲，便會驚倒，不省人事。用各種藥物治療一年多而不見效，迫使家人行動都躡手躡腳，不敢碰出一點聲響。張子和認定她爲驚恐所傷，便採用「思勝恐」法治療。他叫兩個侍女抓住病人的兩手，按在高椅上，面前放置一小茶几，說「娘子請看這裡。」便用木塊猛擊小茶几，病人大驚，張子和忙解釋：「我用木塊擊茶几，有什麼可驚慌的？」待她稍平靜後，又擊一次，引起的驚恐就輕緩些了。再等一會兒又持續擊了三五次。之後又用木杖擊門，進一步叫人在她背後敲擊窗戶，病人逐漸變得安定。當天晚上又叫人敲擊她的窗子，病人也逐漸習慣，不再暈倒。一兩天之後，即使聽到打雷也不驚恐了。

　　在日常生活中，我們在驚恐時，不妨仔細分析研究引起驚恐的因素，也許你會發覺原來只不過是虛驚一場罷了，根本無須害怕恐慌。當然，這種思考可以自己進行；也可以在醫生的開導、勸慰下進行。

補益腎氣按摩「湧泉穴」

　　探究恐懼症的本質原因，在於個人先天稟賦不足，即

腎氣不足。因此可以通過補益腎氣，而從根本上糾正恐懼症。按摩湧泉穴有不錯的效果，因爲湧泉穴爲足少陰腎經的井穴，「井」的含義就是比喻像水井一樣，是腎氣發出的源泉。按摩湧泉就具有強身補腎，鎮靜安眠之效用：

- 以左手擦右腳湧泉，右手擦左腳湧泉，左右各做100次。
- 最好在晚上睡前摩擦。

湧泉穴在腳底第二、三趾趾縫紋頭端與足跟連線的前三分之一處。

用喜療悲

在人的各種情志中，有一種情志是每個人都無法避免的，那就是「悲」。生老病死、生離死別，是所有人都必須經歷，又無法回避的問題，因此，悲哀的情志每個人都會體驗，都無法避免。在喜、怒、悲、憂、恐中，最難擺脫的其實是悲的情志。

修鍊得好的、工夫深的人，可以做到喜怒不形於色，但卻很難做到去除悲憂。莊子妻死，他仍鼓盆而歌，這不是我們常人所能達到的境界。中國魏晉時期有「竹林七

賢」：嵇康、阮籍、山濤、向秀、阮咸、劉伶、王戎七位名士，他們崇尚老莊，不拘禮法，遠離政事，每天在竹林中飲酒作樂，追逐自在，不參政，不理事，似乎思想、情感已經超出常人之上了。

　　但就是這些人，也無法超越親人離世導致的悲傷。比如竹林七賢之一阮籍，據《世說新語》記載，他在母親下葬時，雖然表面上照樣喝酒吃肉，不動聲色，在旁人看來非常冷血。但他在吃完酒肉之後，突然長號一聲：「我從此一無所有了！」隨後噴出大口鮮血。這說明阮籍在表面的不動情感之下，掩蓋著內心怎樣的大愛大悲。同樣也是竹林七賢的王戎，他在兒子死後悲痛萬分，好友山簡前去看他，王戎悲不自勝。山簡勸慰他說：「孩子不過是懷中之物，去就去了，幹嘛這樣悲傷啊？」王戎說：「聖人忘情，最下不及情。情之所鍾，正在我輩。」意思是說，有智慧的那些聖人是超脫於感情的，而愚鈍的下人尚且不懂感情；所以感情這東西，傷得最重的就是我們這一等人。王戎之言道出了世人之情。大概正因為這種感情難以擺脫，所以就常常出現悲傷的情感，以及由此導致的多種疾病。

　　雖然七情過度皆可傷人，但在人的情志中，怒、悲、憂是對人體健康傷害最重的三種情志。《黃帝內經》說：「因悲哀動中者，竭絕而失生。」這句話是說悲哀過度會傷及五臟，嚴重的會使生命之氣衰竭而死亡。歷史上有位大名人賈誼，是西漢初期的大政治家，就是告訴我們「倉廩實而知禮節，衣食足而知榮辱」的那位，二十歲時賈誼就表現出不凡的才華，司馬遷是這樣記載他的死亡的：「常哭泣，後歲餘，亦死」，時年三十三歲，英年早逝讓人扼腕歎息。

　　悲在五臟中屬於肺的情志，所以，《黃帝內經》說「悲則氣消」，因為肺主氣，司呼吸，是人體之氣的重要來源。過悲會使肺氣傷。我們看到人在過度悲傷時，往往會哽咽，呼吸、說話都有障礙，這就是肺主氣功能受損的緣故。人在悲傷之時，也往往會全身無力，四肢發軟，這是由肺氣虛進一步導致全身氣虛的表現。

長期或劇烈悲傷，會出現肺的嚴重病變

　　比如《紅樓夢》中的林黛玉就是如此，林黛玉在父母雙亡後寄人籬下，雖然有外婆賈母的疼愛，但她常常睹物思情，為父母的離世而悲傷難過，從而患了肺病，時常咳

嗽、咯血，現在醫學稱肺結核。最後她在寶玉大婚之夜，禁不住這種被人徹底遺棄的巨大打擊，大量咯血之後氣絕身亡。這可以說是「悲哀傷肺」的典型表現。

悲除了傷肺之外，還會傷心。因為心的情志為「喜」，悲與喜二者屬性截然相反，所以《黃帝內經》說「悲則心系急，肺布葉舉」，認為悲哀過度，先是傷心，而後才傷肺。在臨床可以見到，悲傷過度的人往往會有神志恍惚、失眠、胸悶甚至心痛等症狀，這就是悲傷心的緣故。

在魯迅的作品《祝福》中，祥林嫂在兒子阿毛被老虎吃掉後，每天都精神恍惚，重複著說著同一句話，這就是悲傷心的表現。所以，冠心病患者尤其不能過度悲傷，否則，很容易出現心肌梗塞。

很多人在悲哀哭泣的時候，會出現手抽筋的現象，這是由肺傷進一步導致肝氣受傷的結果。因為筋脈是由肝主的。在五行的關係中，肺屬金，肝屬木，肺金剋肝木，肝主的筋脈就會出現異常，所以就會出現手足抽筋的情況。實際上悲哀傷肺的同時，一般肝氣都會受傷。常見人一哭泣，就會涕淚俱下，按照《黃帝內經》理論「淚為肝之液，而涕為肺之液」，我們很少見到誰哭泣時只流鼻涕不流眼

淚。流淚，就說明人的肝也受傷了；長期哭泣，還會導致視力損傷，我們說有的人「眼睛哭瞎了」，就是因爲「肝開竅於目」；人在悲傷之後，常常會有一個較長時期的情志憂鬱，這也是肝氣鬱結的表現。

利用五情相勝的方法就可以調節悲傷。由於喜與悲是相反的情志，所以哀過度導致的疾病可以用喜來對抗。《古今醫案按》中有這樣一個病案，說息城有個司侯，姓侯，父親被賊人殺死了，他很悲傷，哭啊哭，哭完後就覺得心痛，這顯然是悲哀傷心氣了。一個月後，心痛越來越重，心下胃脘這個部位出現了一個結塊，像杯子一樣大，痛得不能忍受，吃了很多藥都不起作用。這時家裡人請來了名醫張從正。

張從正來到時正趕上有一個巫婆坐在病人旁邊，看來這個司侯是到了有病亂投醫的地步了。張從正並不急著開方用藥，而是開始學巫婆的樣子，口中胡言亂語，再加手舞足蹈。病人看張從正的行爲藝術，控制不住大笑起來。一兩天後，患者的心下結塊就散開了，病癒。這就是喜勝悲的治療效果，我們在生活中遇到過度悲傷的人，也可以採取類似的方法，逗著病人開心，只要病人能笑出來，一

般就不會有什麼大問題了。

　　悲與怒也有相互制約的作用，「過怒」為病可以用「悲」來治療，同樣，悲為患也可以用怒來治療。在清代的《續名醫類案》上就記載著這樣的案例：有一對夫妻，二人感情一直很好，但後來丈夫因病意外去世，妻子一直不能接受，每天哭泣不食，身體日漸消瘦，最後臥床不起了。丈夫的弟弟就想了個辦法，找畫師畫了一幅畫，是丈夫與妓女一起調情的圖像，說這是他哥哥生前找人畫的，這不，人家給送來了。妻子一看勃然大怒，說這個風流鬼，我每天為他寢食不安，他竟然背著我做這等偷雞摸狗的事情。一怒之下，病倒好了。

治療無故哭泣，按摩「百會穴」

　　百會穴的位置在頭頂正中線、與兩耳尖連線的交點處，取穴時在頭頂正中之處可以觸及一個小的凹陷，這就是百會穴所處的位置。百會屬於督脈，每日按摩百會穴5分鐘左右。可以治療或者緩解無故哭泣和頭痛、頭暈、高血壓、低血壓、宿醉、目眩失眠、焦躁等病症。

激怒法，使憂思得到緩解

　　思，是精神高度集中地思考、謀慮的一種情志。《黃帝內經·靈樞·本神》說：「心有所憶謂之意，意之所存謂之志，因志而存變謂之思，因思而遠慕謂之慮」，因此又常將思慮並稱。人們的情志活動都與思有關，如思而肯定則爲喜，思而否定則爲怒，思而擔心則爲憂，思而未及則爲驚、恐，所以思是人類情感產生的中心。

　　人生在世，一舉一動、一笑一顰都是在思的支配下的行爲。學生要通過考試必須不斷地思考學習，解決難題；醫生要看好病人，必須不斷思考研究疾病的發生發展規律；教師要教好學生，必須思考研究更好的教學方法；工程師爲了造好大樓，必須思考設計建築方案和圖紙；政治家必須思考國家如何才能繁榮昌盛與長治久安；軍事家則必須思考詳細的作戰方案等。

　　因此思作爲人體的一種情志活動，是正常的而且也是必需的。一個人如果不會思考，則無法立足社會，不能正常地生存下去。眾所周知的《三國演義》中的軍師諸葛亮，雖一生足智多謀，運籌帷幄，但最終卻也因思慮過度而

死。民間傳說梁山伯與祝英台的故事，多情的梁山伯也就是因思念祝英台過度而命歸黃泉。春秋末期的伍子胥，因焦慮不安地思考出城方法，一夜沒合眼。待到第二天，他一照鏡子大吃一驚：一夜間，頭髮鬍子都變白了。所以，至今民間還常說：「愁一愁，白了頭」的諺語呢！

在日常生活中，因思而致病的例子經常可以遇到。由於不懂得學習方法，學習時間過長，學習欲望過強，每年在升學考之前，許多學生會患上神經衰弱，或者考試症候群。許多中年知識份子，深感時間的寶貴，拼命地工作學習，忽略體育鍛鍊，結果落得英年早逝，令人扼腕歎息。

中醫認為思為脾志，故過思最易傷脾，而致脾的升降功能失常，脾氣鬱結，運化失健，發生胃脘痞悶、飲食不香、消化不良、腹脹便溏等不適。由於脾為後天之本，脾傷則氣血生化乏源，可出現心神失養等諸多疾病，如失眠、神經衰弱等。

古人說：「一張一弛，文武之道也。」在現實生活中，面對各種新鮮事物，面對全球性知識大爆炸，面對快節奏的新生活方式，每一個人都必須用腦多思多想。如何才能預防和糾治過思的情緒呢？

　　首先應該做到有張有弛；經常參加一些有益於身心健康的社交活動和文體活動，廣交朋友，促膝談心，交流情感。根據個人的興趣愛好，進行各種活動，諸如讀書、唱歌、繪畫、弈棋、集郵、養花、垂釣等，促進身心健康，放鬆思想，勞逸結合，有張有弛。亦可利用週末、節假日，做短途旅遊，將自己置於山清水秀、鳥語花香、藍天白雲、碧波蕩漾的大自然懷抱之中，體驗大自然的美景。

　　應該多向別人請教，孔子曰：「三人行，必有我師焉。」對於自己苦思不解的問題，也許請教別人往往能豁然開朗，亦可通過其他學科的知識，使其迎刃而解，而有效地避免了自己陷入過思之中。再如，當受了委屈時，向家人或朋友傾訴，往往也可在他們的勸慰後，使心裡的不平感能減輕，從而避免自己一直想不通。

　　既把自己置身於事物之中，又將自己排出事物之外；既要積極思索，又要防止思慮過度。進得去，出得來，在適當的時機，當機立斷，果斷結束思慮，以免愁緒不斷，愁絲纏身。比方戀愛是兩情相悅的事，如果暗戀著一個人，而經過許多努力後，對方卻不能接受對他（她）的愛，就應知難而退，早斷情絲，不必再苦苦追求。

以怒勝思，這是中醫情志相勝的治療方法之一。中醫認爲，思爲脾志，怒爲肝志，因木能剋土，而脾屬土，肝屬木，所以可用肝之怒來治療各種由脾之志思引起的疾患。即用激怒的方法，使憂思之情感得到緩解。

《呂氏春秋·至忠》中記載了一則故事：齊王得了憂慮病，派人到宋國迎接文摯來醫治。文摯看過後對太子說：「齊王的病是可以治的，但是病治好了，必然要殺我。」太子問：「是什麼緣故呢？」文摯說：「不激怒齊王，病是治不好的。而激怒了齊王，我就死定了。」太子急得叩頭請求：「如果能治好父王的病，我和母后拚死也要保父王不殺你，請先生不必顧慮。」

文摯和太子約好看病時間，連續失約，齊王果然被激怒了。文摯終於來了，不脫鞋就上床，腳踩齊王衣服問病，出言不恭敬重重地激怒了齊王，齊王氣得跳起來大聲叱罵，病就好了。齊王大怒，準備把文摯放在烹殺罪人的鼎中活活煮死他，太子和王后急忙上前爭請寬赦，齊王不聽，還是把文摯投入鼎中，活生生給煮死了。這便是文摯以身殉醫，用怒治思的悲壯故事。

在日常生活中，我們在憂思難解、不能自拔，如失

戀、單相思等，不妨想點方法，引爆你憤怒的言行和事情，說不定有助於你早日擺脫痛苦呢！

第六講

上班族的養生

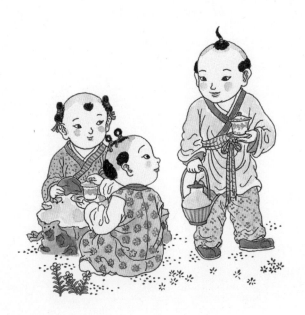

　　英國牛津大學醫學博士托尼‧馬科斯有句名言：
「有人會在家自殺、有人會在野外自殺，但很少會在辦
公室自殺，因為身處辦公室環境，已等於一種慢性自
殺。」

　　越來越快的工作節奏，很容易就讓上班族健康一次
次的亮紅燈，肩頸腰背痠痛、空調下的皮膚乾、癢、不
適、長時間使用電腦造成的視力問題……上班族的養生
不能等閒視之。

久坐傷骨

風池穴，治療頸椎病首選

國人最講究一個人的氣節，從「凍死迎風站，餓死不低頭」這句廣為流傳的俗語，便能看出國人的氣節。然而，現代社會中一種頻發的疾病卻讓人們「抬不起頭來」，這就是頸椎病。

近年來，患有頸椎病的人越來越多，而且具有年輕化的趨勢，尤其是長期面對電腦工作的上班族，頸椎更容易出現問題。如果是整天對著電腦工作，大部分時間都保持著同一坐姿，那麼一定要注意，一旦發現頸部僵硬、疼痛、活動不利，甚至出現頭痛、頭暈、胸悶氣短、四肢乏力等症狀，就要提防頸椎病了。

　　頸椎病的發病原因很多，風寒濕氣的侵擾、體內痰濕阻塞經絡等都是比較常見的病因。風寒濕氣之所以侵入頸椎，與現代人的生活方式息息相關，現在人大多喜歡貪涼飲冷，時間一久，就容易形成體內寒濕偏重。中醫對寒邪特性的描述是「寒性收引」，體內寒邪過重，可以導致血管、經絡收縮，影響氣血的運行。如果體內寒濕過重，會導致經過頸椎的膀胱經、膽經、督脈等經絡淤塞，在這種情況下，如果再受風寒襲擊，頸部經脈不通的問題就會進一步加重，不通則痛，於是頸椎疼痛的症狀便出現了。

　　風池穴位於頭頸交界處的凹陷中，自然界中，風總愛往低窪的地方吹，你看池塘裡的水就很容易被風吹起浪花，所以「吹皺一池春水」不只是文學美句，也體現了大自然的規律。由此不難看出風池這個凹陷的地方，堪稱風邪最佳聚集點之一，而且風為百病之長，可以攜著寒、濕、熱入侵人體。

　　因此，風池穴不但是風的一個聚集地，還是一個魚龍混雜的場所，風、寒、濕、熱等在此聚集，與體內的寒氣裡應外合，造成了頸椎的氣血瘀積，經絡不暢，所以，善用了這個地方，不僅可抗外辱，還可以除內奸，堪稱治療

頸椎病的首選穴。

　　風池穴不僅可用於治療頸椎病，一切與風相關的疾病都可選擇用風池穴來治療。《傷寒論》裡治療風濕寒氣等引起的疾病時，首先是喝桂枝湯，或是葛根湯，或者用麻黃湯，而在後面還加上一句：「刺風池風府則癒」。當然了，由於風池、風府穴跟我們的大腦、小腦、延髓和腦幹相接觸，能給這些穴位扎針的都是高人，所以古代很多醫書上都記載風府穴是禁針的，但按摩卻不存在這個問題。風池穴在後頸部，後枕頭下，兩條大筋外緣陷窩中，與耳垂齊平的位置。按摩時用雙手的大拇指，按揉兩邊的風池穴 36 次。

　　相傳三國時曹操患有嚴重的頭風，一旦發作起來，就讓他天旋地轉，頭痛欲裂，什麼軍國大事，詩詞歌賦，只能都放在一邊，多虧當時有一位名醫叫華佗，能夠用針灸來緩解曹操的痛苦。傳說華佗建議他做一個手術，把病根徹底除去，但曹操沒同意，沒同意就沒同意吧，居然還把華佗給殺了，結果當頭痛再發作的時候，已經無醫可治，無藥可救了。

　　難道頭痛真的無藥可救嗎？頭風是風邪入侵引起的疾

病，按摩風池穴也可治療頭痛。對於風寒濕型頸椎病，在按摩療法的基礎上，如能輔以食用「葛根紅棗粥」，便可收到事半功倍的效果。

葛根紅棗粥

- 葛根 20 克，大棗 10 枚，大米 100 克。
- 葛根洗淨研末，再與大棗和淘乾淨的大米一同放入鍋中，加入適量的水。
- 武火煮沸後用文火熬成粥即可。

我們都知道葛根經常用來解酒，用葛根解酒，還有這麼一個典故，說是乾隆皇帝到江南遊玩時，飲酒過量，便發皇榜找解酒的方子，有人給乾隆皇帝獻上一碗葛花湯，乾隆喝後果然舒服了許多，於是便題詩一首：「萬齡葛花湯，消酒第一方，綱紀少醉擾，君臣多泰康。」

不僅葛花，葛根、葛葉、葛藤，都有解酒的效果。除解酒之外，葛根還可用於治療頸椎病。因為葛根是藤本植物，地面部分就是葛藤，可以爬得很遠。中醫一看到藤本植物，就能聯想到人體的經絡，所以葛根是具有疏通經絡功能的一種藥，對於風寒濕氣等導致的經脈拘攣等，有其特殊的作用。

據《本草正義》載：「葛根最能開發脾胃清陽之氣」。風邪之所以能夠侵入人體，胡作非為，主要是由於人體的中氣不足，也就是人的脾胃不足引起的。常食葛根，可使脾胃強健，中氣十足。大棗也是常見的補氣益血的良方。「一天十顆棗，一輩子不顯老」，「五穀加大棗，勝過靈芝草」……通過這些俗語，便可知道大棗的神奇功效。

《紅樓夢》第五十二回寫道：「二人才叫時，寶玉已醒了，忙起身披衣……小丫頭便用小茶盤捧了一蓋碗建蓮紅棗湯來……」可見即使在富足的大觀園中，大棗也是重要的滋補品。從中醫角度來看，大棗味甘，性溫，歸脾、胃經，有補中益氣、養血安神的功效。所以對於脾胃虛弱、中氣不足的患者，常食大棗再合適不過了。

在這個緊張的現代社會，人們無論在電腦前，辦公桌旁，還是駕駛室內，無不受到頸椎病的步步緊逼。有人統計了一下現代文明病的排行榜，結果頸椎病高居榜首。所以希望能幫助大家減輕、甚至消除頸椎病帶來的困擾，讓頸部重新變得靈活自如。

棗泥山藥糕，清除落枕困擾

人的一生大部分都是在床上度過的，而枕頭堪比親密愛人的夥伴，不僅是甜蜜睡眠的保證，同時也是人體頸部健康的保證。很多人一覺醒來，發現自己的脖子動彈不了，而且腰痠背痛，累得慌，怎麼回事？落枕了。

大家可以在腦子裡面過一下後腦到頸部脊椎的畫面。後腦到頸部脊椎是有一個波浪形弧度，而枕頭，剛好卡在這個波浪形弧度的下方，所以一旦枕頭過低，無法托住頸部；過高，過度支撐頸部，都會使頸部的自然曲線遭到破壞，結果自然就是落枕了。

枕頭的長、寬、高

古人認為，三寸高的枕頭，最有益於人體的健康，所以有句話叫「神仙枕三寸」。古時候的一寸相當於現在的 3.33 公分，三寸就相當於 10 公分，實際上這只是一個大致的高度，測量枕頭高度最好的方法，就是當你躺下時，下顎的高度是否與身體平行，不使下顎抬得太高或太低的高度，就是最佳的枕頭高度。

枕頭寬度同樣也會導致落枕，特別是小枕頭，只要一

翻身，枕頭便無法支撐到頸部，這樣的枕頭，不僅會導致落枕，還可能影響到睡眠時的安全感。所以睡覺時，最好選擇比肩膀略寬一點的枕頭來枕。

要保證睡眠的品質，對枕頭的軟硬度也有要求。如過硬的枕頭，會使頸部肌肉得不到良好的放鬆，睡後易產生疲勞感；而太軟的枕頭則容易陷下去，起不到墊高的作用。只有彈性適中，軟硬適宜的枕頭，才是睡眠的良伴。這就要求我們在枕芯材料的選擇上，得多加留心，應選擇一些如穀物皮殼、木棉、中空高彈棉等既有一定彈性，而又不硬不軟的材料都不錯。

枕頭是落枕的一個原因，卻不是唯一原因，落枕最常見的原因，要數寒氣的侵襲了。受寒之所以會落枕，與風寒的特性密切相關，風寒有一特性叫「寒性凝滯」。血液正常是在以恆溫順暢流動的，但一有寒氣進來的話，人的血流就會變緩，乃至淤滯而形成淤血。如果是頸部受寒而形成淤血的話，表現出來的症狀，那就是落枕了。

很多落枕的人，脖子後面總是有一塊很硬很涼的肌肉「囤肩肉」，就是淤血囤積形成的。由於這種落枕是風寒引起的，祛風驅寒是關鍵。根據寒則溫之的原則，理當將寒

氣驅逐出去，而驅寒的最佳方法，當然就是艾灸了。取穴就找和「風」密切相關的穴位：翳風、風池，然後加阿是穴。用艾條溫和灸 10-15 分鐘，每天 2 次即可。

翳風穴，「翳」原指羽扇，延伸爲遮擋的意思，翳風就是把風遮擋住，穴位在耳垂後面，恰恰是最容易感受風邪的一個地方。把耳垂往後按，耳垂邊緣所抵住的部位正是翳風穴所在。翳風屬手少陽三焦經，與足少陽膽經交會，對一切「邪風」導致的疾病有效，善治一切風疾，有祛風、扶持陽氣的功效。

風池的「池」可以理解爲城池，是繼翳風之後阻擋風邪的第二道屏障，屬於足少陽膽經，同時也在陽維脈上。《奇經八脈考》指出：「陽維脈起於諸陽之會……從腦空穴下行至耳後大筋外端風池穴，又與督脈會於項後……」可見風池有激發陽氣的作用，同時可驅除風邪，艾灸此穴對風寒侵襲所致的落枕大有裨益。灸法同翳風穴。

阿是穴也就是痛點所在，自己覺得肩頸哪個地方最不舒服了，就在此處施灸，往往效果很明顯，因爲阿是穴正是邪氣聚集之處。但如果落枕頻繁發生，一個月達三次以上，則可能是氣虛引起的了。

　　中醫認為「氣為血之帥」；當人體出現氣虛時，無法推動血脈正常運行，再加上晚上寒邪容易入侵頸部，造成氣血淤滯，不通則痛，導致落枕頸痛症狀。白天伏案工作太久，面對電腦的時間過長，長時間超負荷工作就會導致經脈空虛，尤其耗傷陽氣，陽氣衰則陰邪更容易乘虛而入，導致落枕。

　　這種情況驅邪之餘，更應扶正。經常落枕的朋友，可在醫生的指導下服用人參、黨參、黃蓍、白朮、山藥等補氣藥物。自我療養的話，推薦使用山藥，因為山藥味甘性平，不寒不熱、作用溫和，是氣虛患者自我調養的最佳美食。給大家推薦一款以山藥為主的美食：

棗泥山藥糕

- 山藥 500 克、紅棗 250 克、蜜棗 250 克。
- 調料有：香油 50 克、白糖 200 克、糖桂花少許。
- 先將紅棗洗淨去核和蜜棗一同上鍋蒸爛後，入鍋加入白糖煸炒，做成棗泥。
- 再將山藥洗淨蒸熟後去皮，用消毒過的布反覆揉搓成細膩的山藥麵團（揉搓時加入適量香油）。
- 包入適量的棗泥收口，放入模具內，磕出，撒上

少許糖桂花，即可。

棗泥補血，山藥補氣，合二爲一，堪稱氣血雙補的佳品，在《紅樓夢》裡，身體虛弱的秦可卿，就曾經吃過由賈母派專人送去的棗泥山藥糕。

補氣重要，防寒保暖同樣非常重要，尤其是頸部這一段的保暖尤爲關鍵，在頭顱和頸項的結合部，並排著風池、風府、翳風等穴位，這些穴位猶如屏風一樣，爲我們阻擋著外來的風邪。因此經常落枕的朋友，一定不要讓這個部位受寒，冬天出門的時候，記得把圍巾戴上，以便保護好這三個穴位。

長期從事低頭伏案工作的朋友，應注意隨時活動頸椎，以防淤血的產生。總之，只有在艾灸的同時，做到了《黃帝內經》所說的「飲食有節，起居有常，不妄作勞」，才可能讓我們在一個頸椎疾患流行的時代，讓頸部活動不再受限！

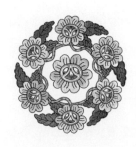

用眼過度

白朮陳皮豬肚湯，祛除眼袋

眼袋對美女的殺傷力是不可小覷的。化妝可以遮遮小皺紋，但對於眼袋就有些愛莫能助了，如果技術不過關，也許還會弄巧成拙。

眼袋分爲兩種，一種是先天性眼袋，這個主要是遺傳的原因，基本沒什麼好說；另一種是後天獲得性眼袋，一般來說，多發生在 25 歲之後，人的面部肌膚由於慢慢鬆弛而出現眼袋，並隨著年齡的增長而越來越明顯。這是眼袋出現的自然規律。規律不可違背，但是我們可以找出一些具體的原因，採取一些實際可行的措施，從而解決眼袋問題。

中醫認爲，脾虛是眼袋出現的重要原因；因爲眼瞼屬脾，脾主肌肉，脾失健運，直接導致肌肉缺少彈性，時間長了就致肌膚鬆懈，眼瞼下垂，而形成眼袋。有句話說「脾虛眼袋大」，就是這個意思。屬不屬於脾虛引起的眼袋，可通過是否伴有消化不良、食慾減退、面色萎黃、神疲倦怠、氣虛脈弱等來進行判斷。如果符合脾虛的情況，可通過健脾的方法來改善。向大家推薦一道健脾開胃湯：

白朮陳皮豬肚湯

- 新鮮豬肚 1 個，白朮 30 克，陳皮、砂仁、薑片各適量，調料各適量。
- 將新鮮豬肚洗淨入鍋，用水燙一下，放入鍋中，加適量水，同時放入白朮、陳皮、砂仁和薑片。
- 大火煮沸後改用中火燉 1 小時左右，取出豬肚，切成塊，放回鍋中，再小火煲半小時左右，調味即可。

主藥白朮，有脾臟補氣第一要藥之稱，明朝有位叫邵寶的官員，齡高卻強健，原因之一就是常嚼食蜜浸白朮。豬肚五行屬土，脾胃五行也屬土，以形補形，以土培土，可使脾胃從根本上得到補養。陳皮、薑片都是理氣祛濕的

常用藥，可幫助脾胃運化體內水濕，濕邪一除，眼袋也就變小了。

　　腎虛，也會形成眼袋。《黃帝內經‧素問‧逆調論》中說「腎者水臟，主津液。」腎對人體水液代謝的調節，貫穿水液代謝的全過程。在腎的氣化作用下，人體水液中有營養的成分上升而被吸收，沒有營養的廢水，就下降到膀胱處，排出體外。腎功能便是如此循環，促進水液代謝，維持水液平衡。當腎虛時，主水能力變差，就會影響水液代謝，內分泌失調，對於女性來說，會有陰道炎、尿道炎等症，出現尿少、水腫等症狀，反映在臉上，就是眼袋。

　　俗話說：「男怕傷肝，女怕傷腎」，就是這個道理。因此補腎對女人來說，也很重要。向大家推薦一道簡單易做的補腎粥：

枸杞豬腰粥

- 大米 100 克，豬腰子 100 克，枸杞子 15 克，鹽適量。
- 將大米、枸杞子去雜洗淨，豬腰子洗淨剁成小顆粒。

- 將大米、枸杞子、豬腰子顆粒一起放入鍋內，加
  適量的水，大火煮沸，添加適量的鹽。
- 改小火煮 40 分鐘左右即可。

豬腰的作用是補腎氣、利水；枸杞子具有滋補肝腎的
功效，可強健腎臟功能，幫助代謝體內水濕，消除眼袋。

桑菊茶，讓眼睛不再乾澀

很多年輕朋友，由於長期使用電腦、晚上熬夜的緣
故，結果發現眼睛乾澀，鼻子發乾，甚至耳朵發癢，爲什
麼會發癢呢？太乾了，儘管有些人準備了眼藥水，或者採
取了一些其他解決辦法，卻不能從根本上解決問題。這是
因爲長時間用眼過度，表面上是眼睛乾澀，其內在的原因
則是消耗了肝血。

《黃帝內經》中所說的「五勞所傷」中有一傷：「久
視傷血」。這裡的血，指的就是肝血。眼睛與肝臟聯繫緊
密，「肝藏血」即肝臟具有貯藏血液和調節血量的功能；
「肝開竅於目」，雙眼受到血的給養才能視物，而過度用
眼，會使肝血虧虛，致使雙目的供血匱乏，從而出現眼乾
澀、看東西模糊，甚至還會引發夜盲症狀。面對這種情

況，就要注意護肝養血，可以考慮食療和藥療相結合的方法來進行治療。推薦一道護眼防乾燥的經典藥茶：桑菊茶，要製作桑菊茶，可到藥店購買杭白菊、杭黃菊和霜桑葉若干備用。

桑菊茶

● 每日取杭白菊和杭黃菊各 3 克，霜桑葉 6 克。

● 將三味藥一起放入保溫瓶內，倒入沸水，加蓋浸泡 15 分鐘，即可飲用。

● 每日一劑，可多次用開水沖泡，當茶飲。

這道桑菊茶源自《慈禧光緒醫方選議》，為皇宮美容方，具有養肝明目、美目明眸的功效。杭白菊通肺氣、療肌熱，多用於平肝明目；杭黃菊能夠明目祛風，益血潤容。

霜桑葉說起來，歷史上善用桑葉的歷代名醫還真不少，比如金元名醫朱丹溪就在《丹溪心法》一書中寫道：「經霜桑葉研末，米飲服，止盜汗。」意思是說，採摘經霜桑葉研成末，用米湯調服，能治療盜汗。明末清初名醫傅青主，稱桑葉為「收汗之妙品」，很擅長用桑葉止汗，他的經驗方止汗神丹、遏汗丸、止汗定神丹都選用桑葉為主藥。

　　與治療盜汗相比，桑葉最主要的功效還在於涼肝明目。《本草綱目》就有「桑葉可以明目長髮」的記載，而中醫名方「桑菊飲」主藥就包括桑葉和菊花，另外一個著名的成藥「桑麻丸」，就是用桑葉爲主藥，配合黑芝麻等製成的，是治療頭暈眼花、視物不清、迎風流淚等症的良藥。

　　桑葉之所以能夠明目，從五色上來講，青色入肝，平時吃的一些青色的食物，例如菠菜、芥藍、青瓜、冬瓜、綠豆等，都具有明目的功效，桑葉自然也不例外；另外，晚秋至初冬經霜後採收的桑葉，深得冬天的寒水之氣，因此具有氣寒的特點，能夠清除肝臟的火氣，因此用它來治療因肝火引起的眼部乾燥等問題，功效自然是非同一般。

　　二十世紀七〇年代，福建一位 96 歲高齡的老翁長期用霜桑葉煲水熏眼，九十多歲的高齡仍無須戴老花鏡看報，還能用毛筆寫小楷，由此可見桑葉在護眼方面的功效了。因此用霜桑葉與菊花來治療眼部疾患，可說是一個相得益彰組合。

　　桑葉除了入肝經之外，還歸於十二經絡的肺經。中醫有「肺主皮毛」之說，因此桑葉也具有烏髮的功效，光緒

皇帝所用的護髮藥方中，桑葉就是其中之一，而我國古代醫著《保生要錄》中，早就有了「駐容顏，烏髭髮，補髓填精，祛疾延年」的記載，所以女性朋友們若堅持長期飲桑菊茶，不但能夠擁有一雙健康美麗的明眸，還可讓頭髮黑亮柔順。

黑豆枸杞湯，祛除黑眼圈

「買櫝還珠」這個典故，大家都很熟悉，一般人都認為那個買珍珠的鄭國人真傻，明明是買珍珠，卻因為盒子漂亮而只要盒子，把珍珠還給賣珍珠的楚國人。我倒認為，那個楚國人真是聰明，他懂得裝飾的妙處。好馬配好鞍，他認為自己的珍珠很珍貴，所以給珍珠裝配了漂亮的匣子，讓美麗的珍珠和匣子相互輝映，是一種雙贏的策略。只不過那個鄭國人有點過激，因太愛盒子的精美，而棄去珍珠了。

我們的眼睛就猶如珍珠，每個人都視之為珍寶，想方設法地讓眼睛變得明亮、好看、有神。但是對於眼睛周圍的皮膚，就好比眼睛的匣子，卻很少有人重視。殊不知眼睛周邊的皮膚是人體最嬌嫩的皮膚組織，非常容易受損，

直接影響容顏，尤其是眼睛的魅力。想像一下，年輕閃亮的大眼睛，周圍卻是熊貓眼睛一樣的黑眼圈，很煞風景吧！

引起黑眼圈的原因主要是肝腎陰虛。《黃帝內經》說：「肝開竅於目」。肝藏血，肝血充足，則眼睛得到充分滋養，正常工作。肝氣虛，肝血少了，眼睛當然就沒光彩。從五行上來說，肝腎同源，腎為肝之母，肝陰虛了，為了給它補充營養，腎就開始透支，有福同享有難同當的結果，就是肝腎陰虛！

青黑的黑眼圈對應肝，深黑的黑眼圈對應腎

眼圈偏重青色要著重養肝，多吃豬肝、枸杞子等養肝食物。眼圈偏黑色要多吃些羊肉、韭菜、黑芝麻等補腎的食物。給大家推薦一款補肝益腎的美食：

黑豆枸杞湯

- 黑豆 100 克，放入鍋中並加適量水，用猛火煮沸後，改用文火熬至黑豆爛熟。
- 加入枸杞子 3-5 克，紅棗 5-10 枚，料酒、薑汁、食鹽各適量。
- 調味後取湯飲用，每次一小碗，每日早晚各一次。

　　枸杞子在眾多的養肝食物中，功效尤為突出。《養老奉親書》中說，長期服用枸杞子，可使人「明目駐顏，輕身不老」。明代李時珍也在《本草綱目》中記載：「枸杞久服堅筋骨，輕身不老，明目安神，令人長壽。」南宋大詩人陸游，年老時曾出現眼睛昏花，後來他堅持每日吃一杯枸杞羹，治癒了花眼，為此陸游作詩對枸杞子作了誇讚：「雪霽茅堂鐘磬清，晨齋枸杞一杯羹。」

　　黑豆是有效的補腎品，有「豆中之王」的美稱，《本草綱目》中說：「豆有五色，各治五臟，惟黑豆屬水性寒，為腎之穀，入腎功多。」唐代陳藏器的《本草拾遺》載，黑豆能「明目鎮心，溫補。久服，好顏色，變白不老。」曾有中醫主張生吞黑豆，而生吞黑豆就像吞一顆小石頭，頂多會刺激一下腸道，但對腸胃不好的人，生硬的黑豆反而更容易造成腸阻塞！如果有胃腸炎、消化不良、食積腹脹等症狀，還是不要吃太多黑豆，否則可能會加重病情！

　　紅棗是補血的。所以，枸杞子、黑豆、紅棗加在一起，既能補肝益腎，還能養血，可將眼部皮膚中淤積的淤血及時清除，還您一雙明亮的眼睛。再給大家推薦一套特殊的眼睛保健操，中醫裡管這種眼保健操叫「熨目」，用

於消除黑眼圈！《諸病源候論》裡記載：「雞鳴，以兩手相摩令熱，以熨目，三行，以指抑目。左右有神光、令目明、不病痛。」

　　意思是說，用雙手掌面相對，摩擦搓熱，然後把手掌放於兩眼之上。於此反覆做幾次。再用食指、中指、無名指輕輕按壓眼球，稍停片刻，這也就是所說的「以指抑目」；時間上也不一定只在早晨，其實只要你有空閒都可以做。每天 2-3 次即可，每次 5-10 分鐘。

　　眼睛保健操有效果，原因不僅僅是在按摩時照顧到了眼眶周圍的攢竹、魚腰、絲竹穴、瞳子、承泣等穴位。另外一方面，在摩擦手掌時，手上的魚際、勞宮和少府等穴位也得到了按摩，這些穴位所在的經脈疏通而又作用於目，因此常可以緩解眾多眼部的健康問題。

皮膚問題

香菇燉雞，祛除黃褐斑

　　如果說臉上長個痘，還能調侃說「青春美麗疙瘩痘」，但如果臉上長出的是黃褐斑，恐怕就沒有這份樂觀了。雖然黃褐斑還有蝴蝶斑這樣妖豔的名字，但它的確是容顏的大敵。有了黃褐斑，就沒有了素顏朝天的驕傲，即使抹了粉黛無數，也難掩那份黑黑髒髒的鬱悶。

　　中醫認為，血瘀是引起黃褐斑最常見的原因。這個道理和冰的融化有點相像。設想一下，白瓷磚地面有一塊冰，如果太陽炙熱，冰塊就很容易化作一攤水，地面也會非常乾淨。如果太陽忽然沒有了，冰化到一半，那麼就容易瘀在那裡，冰所在的地面也會顯得黑髒。

　　血瘀，是腎虛弱是引起的，長黃褐斑的重要原因。脾有「人體血庫」之稱，具有統領氣血的作用。當脾健康，統領功能強大，氣血運行正常，膚色就會紅潤有光澤；當脾虛，統血功能有所減弱，氣血運行會出現交通堵塞問題，時間久了，就會引起皮下淤血，或者出現青紫斑點，反映在臉上就是黑褐色的斑點，即黃褐斑。

　　一般來說，脾虛患者多表現面色暗淡、倦怠無力、氣短心慌、飲食減少、脘腹脹滿、手足冰涼等症狀。女性還會有月經不調、經血稀淡等。如果長有黃褐斑的同時，還伴有上述症狀的話，可能就是脾虛引起的了。在日常生活中，應該多吃一些健脾的食物，比如紅薯、馬鈴薯、紅棗、香菇、雞肉、豬肚、牛肉等。向大家推薦一道健脾佳餚：

香菇燉雞

- 雞半隻（約 500 克），乾香菇 200 克，筍 100 克，米酒、鹽、味精等各適量。
- 將雞處理乾淨入鍋，用開水燙一下，撈起瀝乾。
- 香菇發好，表面切成十字花的樣子；筍洗淨切成片。
- 將瀝好的雞放到燉鍋裡面，加入米酒，大火燉 40

分鐘；開鍋後放入香菇和筍片，改中火燉 20 分鐘。

● 加入鹽、味精等調味，最後再改小火略燉片刻即可。

香菇有「植物皇后」的美譽，味甘，性平，是健脾開胃的山珍。相傳明朝年間，久旱無雨，皇帝朱元璋為了求雨，進素食。日子長了，朱元璋吃什麼都覺得沒有味道。有天，國師劉伯溫獻上香菇，朱元璋吃了後，覺得心曠神怡，讚不絕口，下旨把香菇定為貢品。雞肉性溫，味甘，入脾、胃經，有溫中益氣、健脾胃、活血脈的功效。經常食用香菇燉雞，在享受美味的同時，還能健脾益胃，活血化瘀。

中醫理論中，腎主水液，主納氣。腎氣充盈，則氣化水液順暢，體內陰血上行，滋養顏面，紅潤亮白。腎氣虛弱則氣化無力，則有損容顏。這裡主要有兩種情況：

腎陰虛，當腎水不足的時候，腎中的陰液不能上行於頭部，顏面得不到榮養，虛火就會上蒸，造成血瘀，臉上就會燥結成黃褐斑。

腎陽虛，當腎陽不足，經脈得不到很好的溫養，造成冷凝血滯，從而長斑。腎虛的人常伴有頭暈目眩、健忘失

眠、神經衰弱等症狀。

補腎的食療方很多，推薦一道補腎湯：

肉蓯蓉燉羊腎湯

- 羊腎一對，肉蓯蓉 30 克，胡椒末、味精、精鹽各適量。
- 羊腎剖開，挖去白色筋膜和臊腺，清洗乾淨。
- 肉蓯蓉洗淨，切片；將處理好的羊腎與肉蓯蓉片一併放在砂鍋內，加適量清水
- 先用武火煮沸，再用文火燉煮 20-30 分鐘，以羊腎熟爛爲度。
- 撈去肉蓯蓉片，添加適量胡椒末、味精、精鹽，調味即可。

肉蓯蓉有「沙漠人參」美譽，歷來爲補腎壯陽的藥物之一。《本草匯言》中就說：「肉蓯蓉，養命門，滋腎氣，補精血之要藥。男子丹元虛冷而陽道久沉，婦人沖任失調而陰氣不治，此乃平補之劑，溫而不熱、補而不峻、暖而不燥、滑而不泄，故有從容之名。」羊腎味甘，性溫，能補腎氣，益精髓。《本草綱目》記載：《千金》、《外台》、《深師》諸方，治腎虛勞損，消渴，腳氣，有腎瀝湯方甚

多，皆用羊腎煮湯煎藥，「蓋用為引向，各從其類是也。」
因此，對於腎虛的朋友，這款肉蓯蓉燉羊腎湯是極佳的滋
補湯，有補腎助陽、益精潤腸的作用。

枇杷銀耳粥，除痘有良效

　　很多人在洗臉時、外出前，總喜歡攬鏡自照，欣賞一
下鏡中的自己。無不是為了把自己最美好的一面呈現在世
人面前。然而天公不作美，好多朋友儘管風華正茂，五官
姣好，但一臉的痘痘卻讓他們瞬間顏面盡失。

　　於是戰痘戰開打了，野蠻的用針挑手擠，溫柔一點的
則用塗脂抹粉來加以掩飾或消除，但效果怎麼樣呢，形形
色色的戰痘故事，仍在不斷上演，對付痘痘的方法，可說
是百花齊放，百家爭鳴。

　　在中醫看來，長痘最常見的原因，與肺、胃濕熱有
關。濕熱即有濕有熱，相當於夏季裡的桑拿天，給人一種
很不暢快的感覺。如果肺、胃內積聚太多濕氣和鬱熱，時
間久了得不到外泄，濕熱之氣便會上蒸到我們的面部，痘
痘便開始蔓延了。這個道理很好懂，就像在蒸鍋裡面熱饅
頭，正常情況下，饅頭熱好了馬上取出來，就會和剛蒸好

的饅頭一樣，表面光滑，沒有褶皺，也沒有凸起等現象。但是，如果熱得過久，再拿起來，就會發現饅頭的表面變得坑坑窪窪，不是那麼光滑齊整。就是因爲蒸鍋下面的熱氣過大，跑到饅頭上面後，形成一種濕氣，饅頭本身無法排解多餘的濕熱，饅頭的內外形成了不良循環，表皮就會變得粗糙凸起了。

肺、胃濕熱患者的面部看起來都很油很油，臉頰、口鼻部位容易長痘，有的也長在背後和胸前，長出的痘痘多呈鮮紅色，有的呈粟米狀，用力擠壓的話，會有白粉樣顆粒狀的小東西出來，一般還是多以丘疹、膿包爲主，有紅暈，有疼痛的感覺，與此同時，還會伴有大便乾燥、舌質發紅等症狀。

天氣濕熱，可以待在屋子裡，享用空調，肺、胃濕熱怎麼辦呢？

按摩曲池穴，清熱去濕、行氣和血

曲池的名意，是指本穴的氣血物質爲地部之上的濕濁之氣。作爲手陽明大腸經的合穴，曲池有清熱去濕、行氣和血的作用。《醫宗金鑑》中說到：「主治……先寒後熱等症。」當肺胃中的濕熱過重時，艾灸曲池，能將熱氣轉化，

濕氣燥化，平衡肺胃溫度，緩解臉部痘痘的紅腫脹痛，使之漸漸恢復，從而祛痘。

找曲池穴先把肘部彎曲，找到肘部最突出的骨頭，然後再找到彎曲合上的這個點，突出的那個骨頭和這個點之間的中間點就是曲池穴了。用拇指或者是中指指端按揉。每次 1-3 分鐘，一天按摩 1-2 次即可。

若能在按摩的同時，配合合理的飲食，療效則更加顯著。向大家推薦一款祛痘的粥品：

枇杷銀耳粥

- 粳米100克，枇杷40克，乾銀耳30克，冰糖10克。
- 將洗好的粳米用冷水浸泡 10 分鐘；枇杷洗淨去皮，切成兩半，去掉核；乾銀耳用溫水浸泡，洗淨，大的可以撕碎一些。
- 鍋中放入適量冷水，將泡好的粳米和銀耳先放進去，旺火煮沸後，改用小火熬，等粥快熟的時候，放入枇杷和冰糖，再煮沸幾次即可。

枇杷具有生津潤肺、清熱健胃的作用。《本草綱目》中記載：「枇杷能潤五臟，滋心肺。」銀耳也是養陰、清熱的良藥，可與枇杷相媲美。據清宮太醫唐容川《本草問

答》載：「慈禧痢下，百醫莫治，容川投以耳湯一劑，服後立癒，慈禧自此常服之。」用的就是銀耳潤肺生津、滋陰補陽的優點。

不過要注意的是，枇杷不能和小麥同食，元代賈銘在《飲食須知》中說到：「小麥勿同粟米、枇杷食。」因此，喝枇杷銀耳粥的時候，不要吃油條、燒餅、麵包、蛋糕、速食麵等用小麥粉製成的食物，以免相剋。

不同位置的痘痘，反映出不同的五臟問題

- 心火旺，前額更易長痘。
- 眼角長痘，多是肝功能不太好。
- 下巴長痘，多是內分泌系統問題。

在平時的日常生活中，我們要多多留心各種症狀，找出最合適的方法，這不僅僅是爲了祛痘，更是爲了身體健康。

馬齒莧炭灰，可治療臍炎

有句歇後語叫「後背上長瘡，肚臍眼流膿，壞透了！」背上長瘡比較常見，如明朝的開國元勳徐達，背上就長有很嚴重背瘡，據說這種病最怕吃鵝肉，朱元璋偏偏就派人

給徐達送去蒸鵝，徐達含淚吃下，病發而死。而肚臍眼流膿，則是小兒比較常見。成書於隋代的《諸病源候論》，便有了臍瘡的記載。成人也會長臍瘡，如果聞到臍部散發出的刺鼻味道，同時還伴有發癢，有白色或者黃色的膿水混合物流出的話，那一定要當心，臍炎悄悄潛伏在肚皮上了。

《太平聖惠方·小兒臍腫濕久不差諸方》曰：「夫小兒臍濕者，亦由斷臍之後，洗浴傷於濕氣，水入臍口，致令腫濕經久不乾也。」就是小兒患上臍炎，是被水濕和其他穢毒物浸淫而導致的。成人的原因也大抵相同，臍窩的深淺曲窄各有不同，是藏污納垢的地方，水濕和其他穢毒物質容易在此聚集，加上肚臍又深曲，引流不暢，因此容易形成感染。

就內因來說，中醫認為「諸痛癢瘡，皆屬於心」。諸，即所有的癢、痛、瘡，都歸心管！而臍炎所在的部位，中醫裡稱之為神闕，是心神進出大門的地方，那就更與心有關了。而臍的裡面，是小腸的位置，心與小腸是表裡關係，所以也有觀點認為，臍炎的發病原因，是小腸有火，導致瘀血互結，瘀毒通過肚臍發上而致。

對臍炎的治療，以清熱解毒為主。患上臍炎，且有明顯上火症狀，如口腔潰瘍、額頭上長痘，可多吃些清熱解毒的食物。如綠豆、蓮子心、黑豆、甘草等。在食療的同時，可用馬齒莧炭灰來塗搽臍部。將鮮馬齒莧去根洗淨，放進鐵鍋內燒成炭取出研成末，過篩，裝進消毒好的瓶子里加蓋備用。

用75％酒精塗搽臍部以消毒，再用棉花棒沾適量馬齒莧炭塗在臍輪，若膿性分泌物多時，可先用3％雙氧水擦洗，再用生理食鹽水沖洗，後用75％酒精消毒，再用適量馬齒莧炭塗搽臍輪。每日一次，重者一日2次。

這裡用馬齒莧的原因，取的是馬齒莧清熱、利濕、活血、解毒療瘡等功效，用馬齒莧燒炭塗搽臍部，既是外用，也是內服。中醫有種療法，是將中藥製成軟膏或藥餅貼在肚臍上，這樣做既有對穴位的刺激，又有藥物的滲透作用，而這裡用馬齒莧，不單可以清除肚臍外部的水濕和穢毒物質，還可消除小腸互結的瘀血，堪稱一石二鳥。

實際上對於過於肥胖的人，或者肚臍較深的人，平時應注意臍部皮膚的清潔和乾燥。很多人之所以一直都沒有清洗過肚臍，只因為小時候聽大人說：「肚臍裡的東西不

能碰，否則肚子痛。」有很大關係；其實這種說法只說對了一半，聚集在肚臍裡的污垢不僅不乾淨，而且發黑，樣子也很難看。肯定是將它清除比較好。

　　但同時又需注意，不可沒完沒了地清理，因為肚臍裡的污垢是藏在皮膚皺褶裡的，乾燥後容易黏在皮膚上，清理時很容易往深處挖，致使肚臍裡薄而嬌嫩的皮膚受到傷害，出現疼痛。清理時，長時間將肚皮露在外面，容易著涼，引起腹痛和腹瀉，也就是說肚臍裡的污垢應當清除，但動作要輕，建議在沐浴時，往肚臍裡滴上幾滴橄欖油，讓污垢膨脹分離後，用棉花棒將其清除即可。

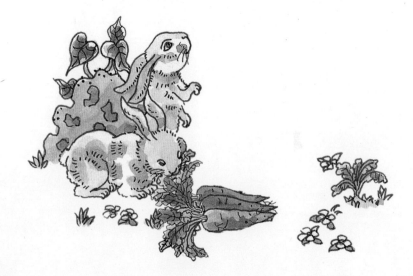

國家圖書館出版品預行編目（CIP）資料

通了就長壽 / 吳大眞作.-- 初版.-- 臺北市：
大塊文化, 2012.05
面；　公分.-- (care ; 18)
ISBN 978-986-213-335-4 (平裝)

1.中醫　2.養生　3.健康法

413.21　　　　　　　　101006251

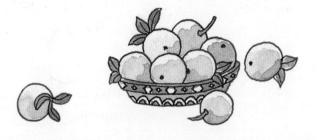

CARE
Good Care ,
Good Living

CARE
Good Care ,
Good Living